Horst Siegfried Kolb

Clinical Reasoning und der Pflegeprozess als CRA-Prozess in der Altenpflege

disserta
Verlag

Kolb, Horst Siegfried: Clinical Reasoning und der Pflegeprozess als CRA-Prozess in der Altenpflege. Hamburg, disserta Verlag, 2014

Buch-ISBN: 978-3-95425-478-1
PDF-eBook-ISBN: 978-3-95425-479-8
Druck/Herstellung: disserta Verlag, Hamburg, 2014

Bibliografische Information der Deutschen Nationalbibliothek:
Die Deutsche Nationalbibliothek verzeichnet diese Publikation in der Deutschen Nationalbibliografie; detaillierte bibliografische Daten sind im Internet über http://dnb.d-nb.de abrufbar.

Das Werk einschließlich aller seiner Teile ist urheberrechtlich geschützt. Jede Verwertung außerhalb der Grenzen des Urheberrechtsgesetzes ist ohne Zustimmung des Verlages unzulässig und strafbar. Dies gilt insbesondere für Vervielfältigungen, Übersetzungen, Mikroverfilmungen und die Einspeicherung und Bearbeitung in elektronischen Systemen.

Die Wiedergabe von Gebrauchsnamen, Handelsnamen, Warenbezeichnungen usw. in diesem Werk berechtigt auch ohne besondere Kennzeichnung nicht zu der Annahme, dass solche Namen im Sinne der Warenzeichen- und Markenschutz-Gesetzgebung als frei zu betrachten wären und daher von jedermann benutzt werden dürften.

Die Informationen in diesem Werk wurden mit Sorgfalt erarbeitet. Dennoch können Fehler nicht vollständig ausgeschlossen werden und die Diplomica Verlag GmbH, die Autoren oder Übersetzer übernehmen keine juristische Verantwortung oder irgendeine Haftung für evtl. verbliebene fehlerhafte Angaben und deren Folgen.

Alle Rechte vorbehalten

© disserta Verlag, Imprint der Diplomica Verlag GmbH
Hermannstal 119k, 22119 Hamburg
http://www.disserta-verlag.de, Hamburg 2014
Printed in Germany

Inhaltsverzeichnis

Abkürzungsverzeichnis 8
Abbildungsverzeichnis 11
Tabellenverzeichnis 13
Vorwort und Methodik 15

1 Einführung und Definition 17
   1.1 Clinical Reasoning in der Altenpflege 18
   1.2 Pflegeprozess in der Altenpflege 20
   1.3 Pflegeprozess als evolutionäre Helix 21
   1.4 Einfluss des CR-Prozesses auf den Pflegeprozess 22

2 Prozess des Clinical Reasoning in der Altenpflege 23
   2.1 Inhalte des CR-Prozess 23
   2.2 Intellektuelle Standards im CR-Prozess 26
   2.3 Intellektuelle Eigenschaften und Tugenden im CR-Prozess 29
   2.4 Einstellungen der Pflegekraft im CR-Prozess 32

3 Assessment und Prozess-Schritte des Clinical Reasoning 36
   3.1 Prozess-Schritte als Assessment 36
   3.2 Assessment-Typen 40
   3.3 Pre-Assessment Image 41
   3.4 Cue Acquisition 41
   3.5 Hypothesis Generation 42
   3.6 Cue Interpretation 42
   3.7 Hypothesis Evaluation 42
   3.8 Diagnosis 42

4 Ebenen des Clinical Reasoning in der Altenpflege 43
   4.1 Mikro-Ebene (Micro Level) 44
   4.2 Meso-Ebene (Meso Level) 46
   4.3 Makro-Ebene (Macro Level) 49
   4.4 Exo-Ebene (Exo Level) 51
   4.5 Top-Down- und Bottom-Up-Effekte 53
   4.6 Ökosystemischen Ansatz im Clinical Reasoning 53

5 Situated Clinical Decision-Making Framework 58
   5.1 Kontext (Context) 59

5.2 Fundamentale Wissensbereiche (Foundational Knowledge) 59
5.3 Entscheidungsprozess (Decision-Making Process) 61
5.4 Denken (Thinking [Prozess]) 62
6 Formen des Clinical Reasoning 63
   6.1 Scientific Reasoning 63
   6.2 Interaktives Reasoning 64
   6.3 Konditionales Reasoning 65
   6.4 Narratives Reasoning 66
   6.5 Pragmatisches Reasoning 68
   6.6 Ethisches Reasoning 68
   6.7 Weitere CR-Formen 75
      6.7.1 Diagnostisches Reasoning 77
      6.7.2 Prozedurales Reasoning 78
      6.7.3 Prädiktives Reasoning 78
      6.7.4 Ethisch-Pragmatisches Reasoning 79
      6.7.5 Kollaboratives Reasoning 79
      6.7.6 Teaching as Reasoning 82
      6.7.7 Didaktisches Reasoning 82
      6.7.8 Intuitives Reasoning 82
7 Richtungen des Clinical Reasoning 85
   7.1 Backward Reasoning 85
   7.2 Forward Reasoning 85
8 Übergreifende Formen des Clinical Reasoning 87
   8.1 Soziales Reasoning 87
   8.2 Systemisches Reasoning 88
   8.3 Multigrade Clinical Reasoning 89
9 Temporäre Ebenen des Clinical Reasoning 93
10 Elemente des Clinical Reasoning 97
   10.1 Kognition 97
      10.1.1 Denken 98
         10.1.1.1 Definition des Denkens 99
         10.1.1.2 Methoden und Formen des Denkens 99
         10.1.1.3 Denkstrategien 111
         10.1.1.4 Einflussfaktoren auf das Denken 122

10.1.2	Wahrnehmung	124
10.1.2.1	Wahrnehmungstäuschungen	125
10.1.2.2	Wahrnehmungsmöglichkeiten	127
10.1.3	Motivation	129
10.2	Wissen	131
10.2.1	Formen und Dimensionen des Wissens	131
10.2.2	Wissensrepräsentation	133
10.2.3	Wissenserwerb	134
10.3	Metakognition	137
10.4	Patienten-Input	138
10.5	Umfeld	138
10.6	Problem	139
10.6.1	Problembeschreibung	140
10.6.2	Problembeurteilung	142
10.6.3	Problemlösung	143
11	Förderliche Instrumente im CR-Prozess	145
11.1	Pattern Recognition	145
11.2	Illness-Script	147
11.3	Die 4 C des Clinical Reasoning	149
11.4	Die 6 L des Clinical Reasoning	150
11.5	CR-Web	153
12	Entscheidungsprozess	154
12.1	Rubikon-Modell im CR-Prozess	154
12.3	Entscheidungsregeln	158
13	Zusammenfassung, Kritik und Ausblick	167
Anhang 1:	6 Phasen des Pflegeprozesses nach Fiechter und Meier	169
Anhang 2:	Stoffsammlung Denkbegriffe	172
Literaturverzeichnis		175

Abkürzungsverzeichnis

ADD	Entscheidungsregel Additive Differenzen
AEDL	Aktivitäten und existentiellen Erfahrungen des Lebens
ASF	Aufmerksamkeitssteuerung und Fokussierung
ASB	Arbeiter Samariter-Bund
AWO	Arbeiter Wohlfahrt
BZ	Blutzucker
BZ-Wert	Blutzuckerwert
CDC	Entscheidungsregel Kriteriumsabhängiges Wahlmodell
CDM	Clinical Decision Making
CJ	Clinical Judgement
CR	Clinical Reasoning
CRA	Clinical Reasoning der Altenpflege
CON	Entscheidungsregel Konjunktion
CPS	Clinical Problem Solving
CT	Critical Thinking
DGQ	Deutsche Gesellschaft für Qualität e. V
DKE	Dunning Kruger Effect
DIN	Deutsches Institut für Normung e. V.
DIS	Entscheidungsregel Disjunktion
DOM	Entscheidungsregel Dominanz
DRK	Deutsches Rotes Kreuz
EBA	Entscheidungsregel Elimination by Aspects
EbM	Evidence Based Medicine
EBM	Evidence Based Medicine auch: Evidence-based Medicine
EbN	Evidence Based Nursing
EBN	Evidence Based Nursing auch: Evidence-based Nursing
ECE	Escalation of Commitment Effect
EHEC	Enterohämorrhagische Escherichia coli

EN	Europäische Norm
EQW	Entscheidungsregel Equal Weights
ESM	Emotions- und Stimmungsmanagement
FCE	False Consensus Effect
GKV	Gesetzliche Krankenversicherung
GRS	Gesichter Rating Skale
GWG	Gerechter-Welt-Glaube
ICN	International Council of Nurses
ISO	Internationale Organisation für Normung (International Organization for Standardization)
KZG	Kurzzeitgedächtnis
LEX	Entscheidungsregel Lexikographische Ordnung
LIM	Entscheidungsregel Unwichtigstes Minimum
LK	Leistungsklasse
LOC	Locus of Control Point
LZG	Langzeitgedächtnis
LVA	Entscheidungsregel Geringste Varianz
MAJ	Entscheidungsregel Majorität
MAU	Entscheidungsregel Multiattributer Nutzen
MCR	Multigrade Clinical Reasoning
MDFT	Entscheidungsregel Multiattribute Decision Field-Theorie
MDK	Medizinische Dienst der Krankenversicherung
MDS	Medizinischer Dienst der Spitzenverbände der Krankenkassen e. V.
MEE	Mere Exposure Effect
MRSA	Methicillin-resistenter Staphylococcus aureus
NPE	Negative Priming Effect
NRS	Numerische Rating Skala
PPE	Positive Priming Effect
RR	Blutdruck (nach Riva-Rocci Scipione)
RR-Wert	Blutdruckwert
SAT	Entscheidungsregel Satisficing

SCDMF	Situated Clinical Decision-Making Framework
SGB	Sozialgesetzbuch
SVD	Selbstvertrauen und Durchsetzungsstärke
V.A.C	Vacuum Assisted Closure (Vakuum unterstützter (Wund-)verschluss)
VAS	Visuelle Analog Skala
VPP	Vorausschauende Planung und Problemlösung
WHO	World Health Organization (Weltgesundheitsorganisation)
WTA	Willingness To Accept
WTP	Willingness To Pay
ZSD	Zielbezogene Selbstdisziplin

Abbildungsverzeichnis

Abb. 1:	Die sechs Elemente im CR-Prozess	18
Abb. 2:	Die drei Herzelemente des Clinical Reasoning	18
Abb. 3:	Formen, Elemente und Prozess des Clinical Reasoning. Darstellung als Ishikawa-Diagramm mit Einflussfaktoren auf Mikro-, Meso- und Makro-Ebenen.	20
Abb. 4:	Pflegeprozess nach Verena Fiechter und Martha Meier	21
Abb. 5:	Pflegeprozess als evolutionäre Helix	21
Abb. 6:	Einfluss des CR-Prozesses auf den Pflegeprozess	22
Abb. 7:	Inhalte des CR-Prozesses	26
Abb. 8:	Intellektuelle Eigenschaften und Tugenden im CR-Prozess	32
Abb. 9:	Die Pflegekraft wird im Spannungsfeld der CR-Formen durch die Makro-, Meso- und Mikro-Ebene beeinflusst	43
Abb. 10:	Beeinflussung der CR-Formen durch die Makro-, Meso-, Mikro- und Exo-Ebenen	44
Abb. 11:	Die Affinität des Multigrade Clinical Reasoning zur Meso-Ebene	46
Abb. 12:	Übergang des Interaktiven CR zum Sozialen und Systemischen CR	47
Abb. 13:	Wechselseitige Beeinflussung der Ebenen	49
Abb. 14:	Pflegesetting als Mikrosystem im Ökosystemischen Ansatz	54
Abb. 15:	Mesosystem in der Pflege	55
Abb. 16:	Exosystem in der Pflege	56
Abb. 17:	Makrosystem in der Pflege	57
Abb. 18:	Modell des Situated Clinical Decision-Making Framework	58
Abb. 19:	Zusammenhang Moral, Moralität und Ethik	69
Abb. 20:	Backward Reasoning	85
Abb. 21:	Forward Reasoning	86
Abb. 22:	Pflegekraft als In-timer	95

Abb. 23:	Pflegekraft als Through-timer	96
Abb. 24:	Zusammenarbeit von Kurzspeicher und Kurzzeitgedächtnis	98
Abb. 25:	Problemzergliederung	100
Abb. 26:	Divergentes und konvergentes Denken	100
Abb. 27:	Analytisches Denken	101
Abb. 28:	Synthetisches Denken	101
Abb. 29:	Induktives und deduktives Denken	102
Abb. 30:	Lineares Denken	108
Abb. 31:	Laterales Denken	108
Abb. 32:	The Triangle Frame	115
Abb. 33:	Browse and Scan im Triangle Frame	115
Abb. 34:	The Circle Frame	116
Abb. 35:	The Square Frame	117
Abb. 36:	The Heart Frame	117
Abb. 37:	The Diamond Frame	118
Abb. 38:	The Slab Frame	118
Abb. 39:	The White Hat	119
Abb. 40:	The Red Hat	120
Abb. 41:	The Black Hat	120
Abb. 42:	The Yellow Hat	120
Abb. 43:	The Green Hat	121
Abb. 44:	The Blue Hat	121
Abb. 45:	Logik der Diagnose	150
Abb. 46:	Logik der Beziehung und Verknüpfung zwischen Konkurrierenden Pflegediagnosen und dem Endergebnis	151
Abb. 47:	Logik der Pflegemaßnahmen	151
Abb. 48:	Logik der Muster und Beziehungen	152
Abb. 49:	Logik der pflegerischen Entscheidung	152
Abb. 50	Logik der Selbstbeobachtung:	153
Abb. 51	Rubikonmodell der Handlungsphasen	154
Abb. 52:	Volition als Umsetzungskompetenz	156

Tabellenverzeichnis

Tab. 1:	Übersicht über verschiedene Formen des Clinical Reasoning (angelehnt an Klemme und Siegmann 2006, S. 32-33)	76
Tab. 2:	Übersicht über die vier Modelle der Kollaboration (angelehnt an Wiemeyer-Faulde 2003, S. 33)	81

Vorwort und Methodik

Die vorliegende Arbeit „Clinical Reasoning in der Altenpflege" basiert auf einer Bachelor-Thesis im Studiengang Medizinalfachberufe und ist im wesentlichen Teil eine Literaturrecherche der deutsch- und englischsprachigen Fachliteratur zu diesem Themenkomplex. Ergänzt wird diese durch eigene Erfahrungen und Beispiele aus der Praxis der Altenpflege um den Prozess des Clinical Reasoning mit dem Pflegeprozess zu verbinden.

Im ersten Teil der Arbeit werden Clinical Reasoning und Pflegeprozess vorgestellt und zum CRA-Prozess zusammengefasst. Es wird weiterhin auf Eigenschaften und Tugenden eingegangen, die der Pflegekraft helfen, den Prozess des Clinical Reasoning in der Altenpflege umzusetzen. Um das Thema zu erfassen sind Kenntnisse der Prozess-Schritte notwendig, die im Anschluss daran vorgestellt werden. Im vierten Teil des Buches werden die Ebenen erläutert, in denen der CR-Prozess das Pflegesetting determiniert. Mit dem Situated Clinical Decision-Making Framework wird ein Modell dargestellt, welches durch die Pflegekraft im CR-Prozess eingesetzt werden kann um ihren Entscheidungsprozess voranzubringen. Der Teil 6 geht vorwiegend auf die geläufigsten Formen ein, beschreibt aber auch CR-Formen, die weniger häufig in der Literatur zu finden sind. Im Anschluss daran werden die Richtungen des CR und die übergreifenden Formen vorgestellt sowie auf die temporären Ebenen eingegangen. Die sechs Elemente des Clinical Reasoning finden ihre Beschreibung im 10. Kapitel, dem sich förderliche Instrumente, die durch die Pflegekraft genutzt werden können, anschließen. Der CR-Prozess mündet schließlich in einen Entscheidungsprozess, der im vorletzten Gliederungspunkt behandelt wird. Eine Zusammenfassung mit Kritik und Ausblick schließen den textlichen Teil ab.

1 Einführung und Definition

Bislang waren es eher die Berufe Physiotherapie, Ergotherapie und Logopädie, die in Ausbildung und täglicher Arbeit den Begriff „Clinical Reasoning" verwendeten. Im US-amerikanischen Raum wird Clinical Reasoning auch im Pflegebereich verwendet und entsprechende Erkenntnisse publiziert. Dabei sind die Grenzen recht unscharf gezogen: Manche Publikationen verwenden den Begriff Clinical Reasoning (CR) synonym mit Critical Thinking (CT), Clinical Judgement (CJ), Clinical Decision Making (CDM) oder Clinical Problem Solving (CPS), andere wiederum sehen Critical Thinking als einen Aspekt des Clinical Reasoning und dieses wieder als Unterpunkt von Clinical Judgement (CJ), Clinical Decision Making (CDM) oder Clinical Problem Solving (CPS). „In the nursing literature, the terms „clinical judgement", „problem solving", „decision making", and „critical thinking" tend to be used interchangeably." (Tanner 2006, S. 204) Für die vorliegende Arbeit soll folgende Ansicht bestimmend sein:

Critical Thinking (CT) bezeichnet eine besondere Denkweise und ist somit ein Aspekt des Clinical Reasoning, welches den anderen Bezeichnungen, also CJ, CDM und CPS gleichgestellt ist.

Clinical Reasoning meint einen Denk-, Handlungs- und Entscheidungsprozess, der der Pflegekraft alleine, in Auseinandersetzung mit Berufskollegen oder im interdisziplinären Team (Multigrade Clinical Reasoning) als theoretisches Konstrukt dient, um das Vorgehen zur Behandlung, die Therapie, was hier immer die Planung und Durchführung der Pflege meint, möglichst optimal mit dem Pflegebedürftigen (Patient, Bewohner) gestalten zu können.

Mit der Professionalisierung der Pflege mittels Einrichtung zahlreicher pflegewissenschaftlicher Studiengänge, findet sich auch der Begriff Clinical Reasoning zunehmend in den Curricula der Gesundheitswissenschaften, Pflegewissenschaften oder Medizinalfachberufen und bedarf somit einer weiteren Bearbeitung, Verbreitung, Vertiefung und Erforschung.

1.1 Clinical Reasoning in der Altenpflege

Clinical Reasoning in der Altenpflege hat das Ziel, die bestmögliche Pflege, das bestmögliche Vorgehen für den Pflegebedürftigen im Rahmen des Pflegeprozesses zu erreichen.

Den englischsprachigen Begriff „Clinical Reasoning" kann man dabei mit „klinischer Argumentation, klinischer Schlussfolgerung oder klinischer Beweisführung" übersetzen. Hier ist auch die ursprüngliche Herkunft aus dem angloamerikanischen Kulturraum, insbesondere dem klinischen Bereich abzulesen. „Unter Clinical Reasoning sind demnach Denkprozesse von klinisch tätigen Personen, also Angehörigen der Medizin- und Gesundheitsberufe, zu verstehen, die darauf abzielen, eine klinische Entscheidung zu treffen." (Klemme und Siegmann 2006, S. 7)

Higgs und Jones nennen in ihrem „integrierten, patientenzentrierten Modell des Clinical Reasoning" sechs Elemente, die miteinander in Relation stehen.

Es sind dies:
- Kognition
- Wissen
- Metakognition
- Umfeld
- Patienteninput
- Problem.

(Higgs und Jones 2000)

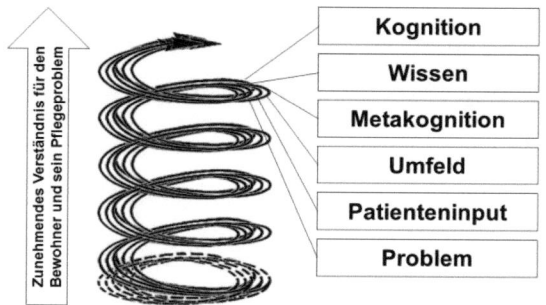

Abbildung 1: Die sechs Elemente im CR-Prozess

Die drei „Herzelemente" werden aus Kognition, also einer reflektierten Erkundung und Überlegung zur bestmöglichen Entscheidung, einer stark disziplin-spezifischen Wissensbasis und Metakognition, welche ein integratives Element zwischen Kognition und Wissen darstellt, gebildet.

(Klemme und Siegmann 2006)

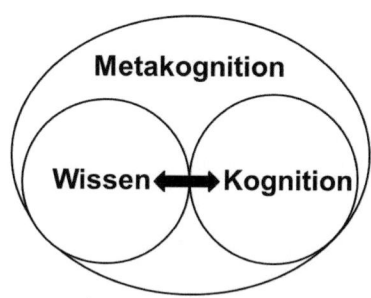

Abbildung 2: Die drei Herzelemente des Clinical Reasoning

Für die Altenpflege bedeutet dies, dass die, im Rahmen des Pflegeprozesses gesammelten Informationen aus Eigen- oder Fremdanamnese, Screening- und Assessmentverfahren sowie eigener Beobachtung als Patienteninput verstanden werden können. Die definierten Pflegeprobleme stellen das Problem im Sinne des CR-Prozesses dar, die im Umfeld von Pflegemaßnahmen, aber auch räumlichen, zeitlichen, personellen, finanziellen und auch rechtlichen Rahmenbedingungen durch Pflegemaßnahmen gelöst werden sollen. Die Pflegekraft bedient sich dabei ihres Fachwissens, welches sie durch Strategien der Kognition, beispielsweise Methoden und Formen des Denkens anwendet und durch die Metakognition reflektiert.

Alle Entscheidungen sind dabei interdependent auf Mikro-, Meso-, Makro- und Exoebene von inneren, in der Pflegekraft, der Beziehung zum Pflegebedürftigen und von äußeren Rahmenbedingungen determiniert.

Feiler unterscheidet daher sechs Formen des Clinical Reasoning (Feiler 2003, S. 4):

- **Scientific Reasoning**
  (Denkstruktur bestimmt durch logisches, sachliches Denken)
- **Interaktives Reasoning**
  (Durch Gefühle, Wahrnehmung und Beobachtung geleitetes Denken)
- **Konditionales Reasoning**
  (Durch das Vorstellungsvermögen (…) (der Pflegekraft)
  geleitetes Denken)
- **Narratives Reasoning**
  (Das Denken in und durch Geschichten)
- **Pragmatisches Reasoning**
  (Sachlich pragmatisches Denken)
- **Ethisches Reasoning**
  (Durch Einstellungen, Haltungen und Werte bestimmtes Denken)

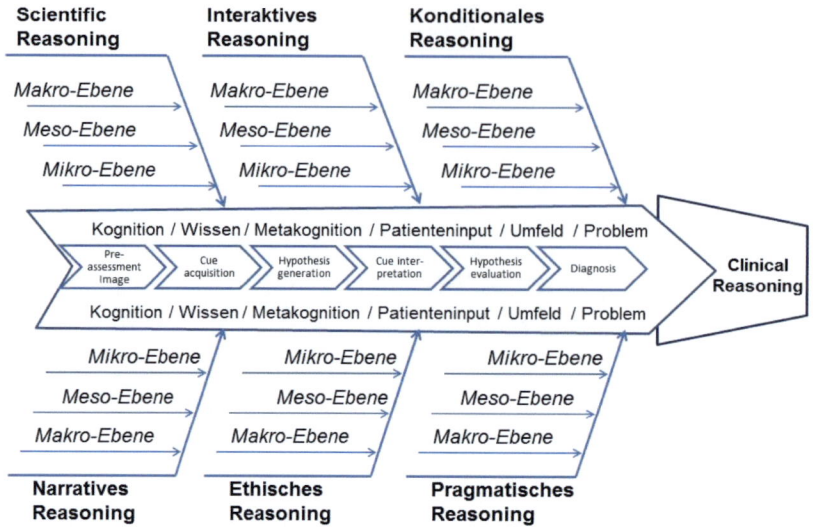

Abbildung 3: Formen, Elemente und Prozess des Clinical Reasoning. Darstellung als Ishikawa-Diagramm mit Einflussfaktoren auf Mikro-, Meso- und Makro-Ebenen.

1.2 Pflegeprozess in der Altenpflege

Unter einem Prozess versteht man einen „Satz von in Wechselbeziehung stehenden Mitteln und Tätigkeiten, die Eingaben in Ergebnisse umgestalten" (DIN EN ISO 9000:2005) beziehungsweise die „Gesamtheit von in Wechselbeziehungen stehenden Abläufen, Vorgängen und Tätigkeiten, durch welche Werkstoffe, Energien oder Informationen transportiert oder umgeformt werden." (DGQ 2009).

Seit 1974 verwendet auch die Weltgesundheitsorganisation (WHO) den Begriff „Prozess" (WHO 1987) zur Festschreibung des Pflegeprozesses als Bestandteil der pflegerischen Arbeit (MDS 2005). Der Pflegeprozess besteht dabei auf logisch aufeinander folgenden, sich wechselseitig beeinflussenden Phasen. „Seinen Ursprung hat der Pflegeprozess in der Systemtheorie der Kybernetik und der Entscheidungstheorie. In Deutschland gilt der Pflegeprozess als anerkannte fachliche Methode zur systematischen Beschreibung der professionellen Pflege" (MDS 2005, S. 10).

Erste Veröffentlichungen zum Pflegeprozess gehen auf Helen Yura und Mary Walsh 1967 zurück, die ein 4-schrittiges Pflegeprozessmodell, bestehend aus Assessment, Planung, Intervention und Evaluation vorstellten.

Das von den beiden Schweizerinnen Verena Fiechter und Martha Meier konzipierte 6-schrittige Modell zum Pflegeprozess gilt heute in der Altenpflege in Deutschland als das gängigste.

Es besteht dabei aus folgenden Phasen:

- Informationssammlung
- Erkennen von Problemen und Ressourcen
- Festlegung der Ziele
- Planung der Maßnahmen
- Durchführung der Maßnahmen
- Beurteilung der durchgeführten Pflege

(Näheres im Anhang 1 zu entnehmen)

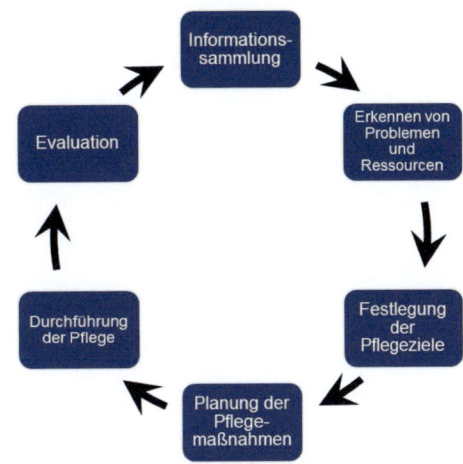

Abbildung 4: Pflegeprozess nach Verena Fiechter und Martha Meier

1.3 Pflegeprozess als evolutionäre Helix

Die gängige Beschreibung des Pflegeprozessmodells nach Fiechter und Meier ist ein deterministischer Zyklus. Bei genauerer Betrachtung erkennt man, dass sich dieser Prozess durch die Zeit fortbewegt und immer zu neuen, umfangreicheren Erkenntnissen führt. Er ist folglich ähnlich dem CR-Prozess als Spirale (Helix) aufgebaut. Daher soll für die weiteren Betrachtungen diese Metapher einer evolutionären Helix verwendet werden.

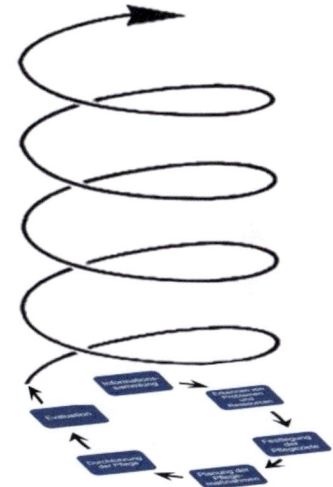

Abbildung 5: Pflegeprozess als evolutionäre Helix

1.4 Einfluss des CR-Prozesses auf den Pflegeprozess

Der Pflegeprozess wird in allen Phasen durch den CR-Prozess beeinflusst. Am deutlichsten wird dies innerhalb der ersten Phasen Informationssammlung, Definition der Probleme und Ressourcen, Zielformulierung und Maßnahmenplanung, da hier die Suche nach idealen Lösungen am offensichtlichsten zu Tage tritt. Aber auch die beiden anderen Phasen, der Durchführung der Pflege und der Evaluation sind hiervon berührt. Die einzelnen Phasen stehen nicht für sich alleine sondern beeinflussen sich als System. Während der gesamten Pflege ist die Pflegekraft gefordert durch die Beobachtung des Pflegebedürftigen in Abwägung der unterschiedlichen Formen des Clinical Reasoning und unter Nutzung der CR-Elemente reflektiert die bestmöglichen Entscheidungen zu treffen um dem Pflegebedürftigen eine optimale Pflege, Betreuung und Behandlung zukommen zu lassen. Hierbei handelt die Pflegekraft nicht nur im Kontext materieller, struktureller und organisatorischer Einflussfaktoren sondern ist auch vom eigenen Wissen und Denken abhängig.

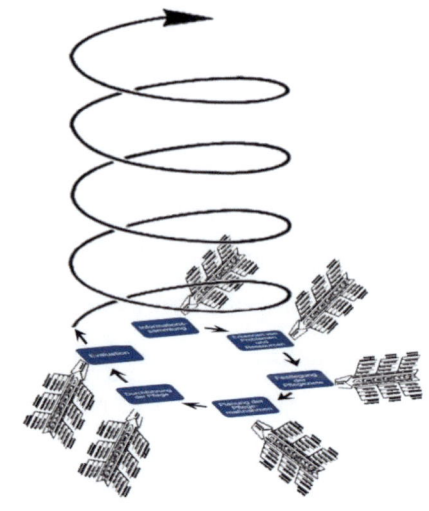

Abbildung 6: Einfluss des CR-Prozesses auf den Pflegeprozess

2 Prozess des Clinical Reasoning in der Altenpflege

Clinical Reasoning findet als wiederkehrender kybernetischer Prozess statt. Die Aufgabe der Pflegekraft, im Sinne des Pflegebedürftigen nachzudenken, zu entscheiden und zu handeln, besteht innerhalb des Pflegesettings fort und ist nicht mit einmaligem Durchlauf, lediglich als singulärer Zyklus, erledigt.

2.1 Inhalte des CR-Prozess

Hawkins et al. definierten acht Strukturen, die den Inhalt des CR-Prozesses bilden. Jedes Strukturelement beeinflusst dabei systemisch die anderen:

„Each of these structures has implications for the others. If you change your purpose, for example, you change your questions and problems. You are then forced to seek new information and data. And this changes the implications and consequences of your conclusions and decisions." (Hawkins et al. 2010, S. 5).
Diese acht Inhaltselemente sind (Hawkins et al. 2010):

- Absicht   (Purpose)
- Standpunkt   (Point of view)
- Annahmen   (Assumptions)
- Folgerungen und Wirkungen (Implications and consequences)
- Informationen   (Informations)
- Interpretationen   (Interpretations and inferences)
- Konzepte   (Concepts)
- Fragen zum Fall   (Clinical question of issue)

Absicht   (Purpose)

Clinical Reasoning hat einen Zweck, vertritt eine Absicht!
Im CR-Prozess ist die Pflegekraft aufgefordert sich über folgende Fragen klar zu werden:

- Kann die Absicht klar dargelegt werden?
- Was ist der Zweck?
- Ist der Fokus zur Zielerreichung geeignet?
- Ist das Ziel realistisch?

Standpunkt   (Point of view)

Clinical Reasoning geschieht von einem Standpunkt aus!

Die Pflegekraft soll sich mittels folgender Fragen Gedanken machen:

- Welcher Standpunkt herrscht vor?
- Welches Verständnis beruht darauf?
- Welche Gefahren bestehen?
- Welche anderen Ausgangspunkte sollten / können in Erwägung gezogen werden?
- Welche Stärken / Gefahren bestehen dort?

Annahmen   (Assumptions)

Clinical Reasoning beruht auf Annahmen und Vermutungen!

Diese Fragen helfen der Pflegekraft zur weiteren Klärung:

- Welche Vorannahmen sind vorhanden?
- Wie beeinflussen Annahmen (Vorurteile, Mutmaßungen) die Sichtweise?
- Welche Theorien und Annahmen sollten überdacht / bedacht werden?

Folgerungen und Wirkungen   (Implications and consequences)

Clinical Reasoning führt zu Konsequenzen!

Das Handeln der Pflegekraft determiniert die Pflegesituation, weshalb sie folgende Gedanken reflektieren sollte:

- Welche Konsequenzen treten auf?
- Werden diese Konsequenzen akzeptiert, geduldet, anerkannt?
- Wären andere, bisher ungedachte Konsequenzen möglich?

Informationen   (Informations)

Clinical Reasoning beruht auf Daten, Fakten und Beobachtungen!

Hilfe im CR-Prozess kann die Pflegekraft erhalten durch Fragen wie:

- Gibt es Daten, die zu einer anderen Erklärung führen (können)?
- Wie klar, exakt, relevant sind die Fakten?
- Sind die Beobachtungen geeignet um richtige Schlussfolgerungen zu ziehen?

Interpretationen (Interpretations and inferences)

Clinical Reasoning beinhaltet Interpretationen, die zu Schlussfolgerungen führen! Um richtige Entscheidungen zu treffen ist die Pflegekraft aufgefordert, sich folgende Fragen zu stellen:
- Sind die unterschiedlichen Interpretationen und Schlussfolgerungen miteinander vereinbar?
- Gibt es andere Möglichkeiten der Interpretation, der Schlussfolgerung?

Konzepte (Concepts)

Clinical Reasoning wird durch Konzepte, Modelle und Vorstellungen bedingt!
Laut Hawkins et al. ist es daher wichtig, dass sich die Pflegekraft fragt:
- Welche Schlüsseltheorien sind bestimmend?
- Welche Alternativen sind möglich?
- Welche Rahmenbedingungen müssen / sollen beachtet werden?

Fragen zum Fall (Clinical question of issue)

Clinical Reasoning versucht etwas zu ergründen, eine Frage zu klären oder ein Problem zu lösen!
Hierzu kann es der Pflegekraft helfen über folgende Fragen nachzudenken:
- Welche Frage soll beantwortet werden?
- Gibt es andere Wege über das Problem nachzudenken?
- Kann das Problem unterteilt werden?
- Gibt es nur eine oder mehrere Lösungen?

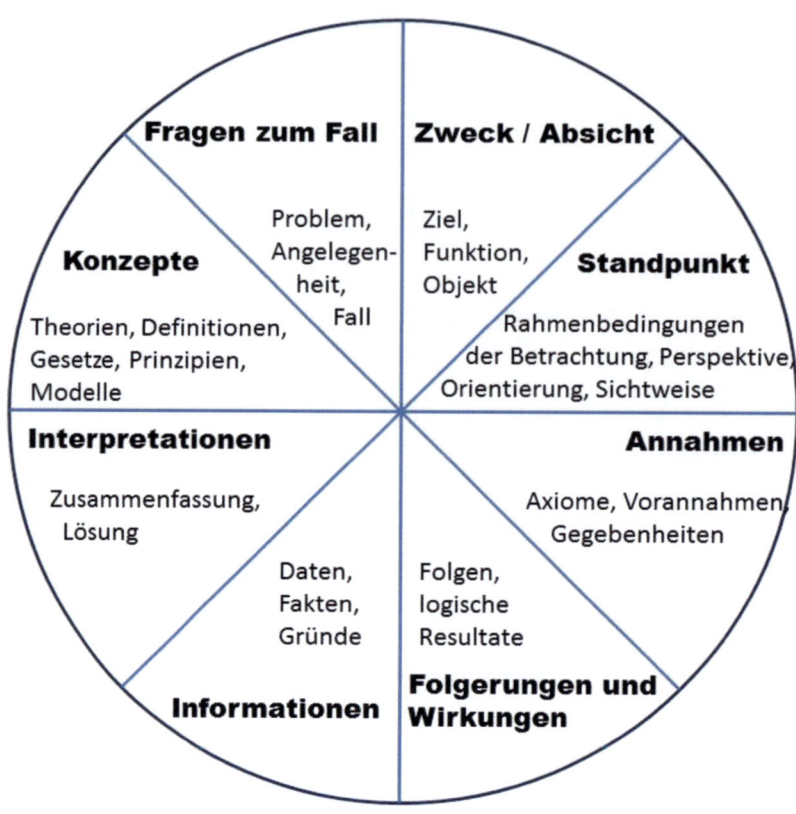

Abbildung 7: Inhalte des CR- Prozess
(angelehnt an Hawkins et al. 2010, S. 5)

2.2 Intellektuelle Standards im CR-Prozess

Um die Inhalte des CR-Prozesses richtig anwenden zu können, bedarf es gewisser intellektueller Standards. Wenn wir denken, denken wir für einen Zweck, mit einem Ausgangspunkt, basierend auf Annahmen, die zu Konsequenzen führen. Wir nutzen Daten und Fakten, sowie Erfahrungen, um Lösungen und Schlussfolgerungen zu ziehen, die auf Thesen, Vorstellungen, Modellen aber auch Gesetzen beruhen um die klinische Frage (Pflegeproblem) zu beantworten. (Hawkins et al. 2010).

Unter der Bezeichnung „Intellektuelle Standards im CR-Prozess" sind eine Reihe von Eigenschaften zu verstehen, die sich die Pflegekraft vergegenwärtigen soll (Hawkins et al. 2010):

- Klarheit   (Clarity)
- Sorgfalt   (Accurancy)
- Genauigkeit   (Prescision)
- Relevanz   (Relevance)
- Tiefe   (Depth)
- Breite   (Breadth)
- Logik   (Logic)
- Wertigkeit   (Significance)
- Gerechtigkeit   (Fairness)

Hierzu stellt Hawkins et al. eine Reihe von je drei Fragen zur Reflektion der Pflegekraft auf:

Klarheit   (Clarity)
- Kann dieser Punkt weiter ausgeführt werden?
- Kann ein Beispiel angeführt werden?
- Kann die Meinung verdeutlicht werden?

Sorgfalt   (Accurancy)
- Wie kann eine Überprüfung durchgeführt werden?
- Wie kann die Richtigkeit überprüft werden?
- Wie kann der Test verifiziert werden?

Genauigkeit   (Prescision)
- Ist mehr Wissenschaftlichkeit möglich / erforderlich?
- Ist mehr Exaktheit möglich?
- Ist mehr Detailblick möglich?

Relevanz (Relevance)
- Wie hängt es mit dem Problem zusammen?
- Wie korrespondiert es mit der Fragestellung?
- Wie hilft es beim Problem und dessen Lösung?

Tiefe (Depth)
- Was macht es zu einem (schwierigen) Problem?
- Was sind die Schwierigkeiten?
- Was führt zu dieser Komplexität?

Breite (Breadth)
- Ist eine andere Sichtweise notwendig / sinnvoll / möglich?
- Ist ein anderer Blickwinkel notwendig / sinnvoll / möglich?
- Ist eine andere Bewertung notwendig / sinnvoll / möglich?

Logik (Logic)
- Macht alles zusammen Sinn?
- Macht die Vorgehensweise eine Lösung erfolgreich / möglich?
- Macht die Begründung Sinn?

Wertigkeit (Significance)
- Ist dies das Hauptproblem?
- Ist die zentrale Lösung fokussiert?
- Ist die Wichtigkeit richtig erfasst?

Gerechtigkeit (Fairness)
- Sind andere Interessen eingeflossen?
- Sind Sympathien / Antipathien eingeflossen?
- Sind die Entscheidungen ausgeglichen?

2.3 Intellektuelle Eigenschaften und Tugenden im CR-Prozess

Niemand kann von sich behaupten absolut objektiv zu sein. Der CR-Prozess wird demnach von Stärken und Schwächen der Ausbildung, Erfahrung, Vorlieben, Denkweisen und Interessen der Pflegekraft beeinflusst. Daher sind bestimmte, Hawkins et al. (2010) nennen sie „Intellektuelle Eigenschaften und Tugenden", notwendig:

- Intellektuelle Bescheidenheit   (Intellectual humility)
- Intellektueller Mut   (Intellectual courage)
- Intellektuelles Einfühlungsvermögen (Intellectual empathy)
- Intellektuelle Einheit   (Intellectual integrity)
- Intellektuelle Ausdauer   (Intellectual perseverance)
- Intellektuelle Autonomie   (Intellectual autonomy)
- Vertrauen in den Verstand   (Confidence in reason)
- Unparteilichkeit   (Fairmindedness)

Intellektuelle Bescheidenheit   (Intellectual humility)

Die Pflegekraft muss sich der Möglichkeit eigener Vorurteile, eingeschränkter Erfahrungen, Selbsttäuschungen und subjektiver Sichtweise bewusst sein.

Mögliche Fragen:
- Was weiß ich wirklich über dieses Problem?
- Wozu führen meine Vorurteile und Einstellungen?
- Qualifiziert mich meine Erfahrung?

Intellektueller Mut   (Intellectual courage)

Pflegekräfte müssen den Mut haben auch anders zu denken, andere Gedanken zu berücksichtigen und dieses Denken gegenüber Kolleginnen und Kollegen sowie anderen Berufsgruppen zu vertreten.

Mögliche Fragen:
- Bin ich bereit meine Meinung / Entscheidung anderen gegenüber zu vertreten?
- Habe ich den Mut mit meiner Meinung / Entscheidung gegen die Mehrheit zu stehen?
- Habe ich den Mut unkonventionelle Entscheidungen zu treffen, unkonventionell zu denken?

Intellektuelles Einfühlungsvermögen   (Intellectual empathy)

Meinungen anderer können stark von der der Pflegekraft abweichen. Dies muss seitens der Pflegekraft verstanden werden. Sie muss sich in die Gedankenwelt mit deren Sicht- und Standpunkten, Prämissen, Vorlieben und Ideen der anderen, sowohl einer anderen Pflegekraft, als auch eines Pflegebedürftigen, eindenken und einfühlen.

Mögliche Fragen:
- Was ist an der Begründung / Sichtweise des anderen sinnvoll / bedeutsam?
- Durch welche Annahmen kommen Kollegen und andere Berufsgruppen zu einer (anderen) Entscheidung?
- Kann ich deren Sichtweise nachvollziehen?

Intellektuelle Einheit   (Intellectual integrity)

Pflegekräfte müssen mit ihren Kollegen auf Augenhöhe agieren, d. h. den gleichen fachlichen und intellektuellen Standard an sich, wie an andere Pflegekräfte anlegen.

Mögliche Fragen:
- Was verlange ich von anderen, was von mir?
- Wie beeinflussen andere mich?
- Was zeichnet mich, was andere aus?

Intellektuelle Ausdauer   (Intellectual perseverance)

Manche Probleme sind schwer zu bearbeiten und zu lösen. Die Pflegekraft benötigt ausreichend Willen und Ausdauer um alle Schwierigkeiten gedanklich zu erfassen.

Mögliche Fragen:
- Bin ich gewillt die Komplexität des Problems zu bearbeiten?
- Habe ich genügend Geduld und Hartnäckigkeit
- Habe ich Strategien um komplexe Probleme zu lösen?

Intellektuelle Autonomie   (Intellectual autonomy)

Pflegekräfte sind in ihren Entscheidungen auf eigene Schlussfolgerungen, Meinungen, Standpunkte und Erfahrungen angewiesen. Sie benötigen eine Autonomie im Denken um nicht andere Ansichten und Meinungen unreflektiert zu übernehmen.

Mögliche Fragen:
- Übernehme ich unkritisch was mir gesagt wird?
- Verwerfe ich eigene Ansichten um andere zu akzeptieren?
- Bin ich bereit mit meiner Meinung auch allein da zu stehen?

Vertrauen in den Verstand   (Confidence in reason)

Pflegekräfte müssen ihrem eigenen Verstand vertrauen, aber auch den Kollegen deren zutrauen.

Mögliche Fragen:
- Bin ich bereit meine Ansicht zu ändern, wenn sich ein Irrtum herausstellt?
- Ermutige ich andere zu ihren eigenen Schlussfolgerungen oder erzwinge ich deren Zustimmung?

Unparteilichkeit   (Fairmindedness)

Der Pflegekraft muss bewusst sein, dass sie von äußeren Gegebenheiten bedingt ist. Diese müssen objektiv bewertet werden und dürfen nicht subjektiv über- oder unterrepräsentiert in die Überlegungen eingehen.

Mögliche Fragen:
- Habe ich relevante Punkte bewusst ausgelassen, unterbewertet, überbewertet?
- Lasse ich Eigeninteressen zu?
- Habe ich eine verzerrte Sichtweise auf das Problem?

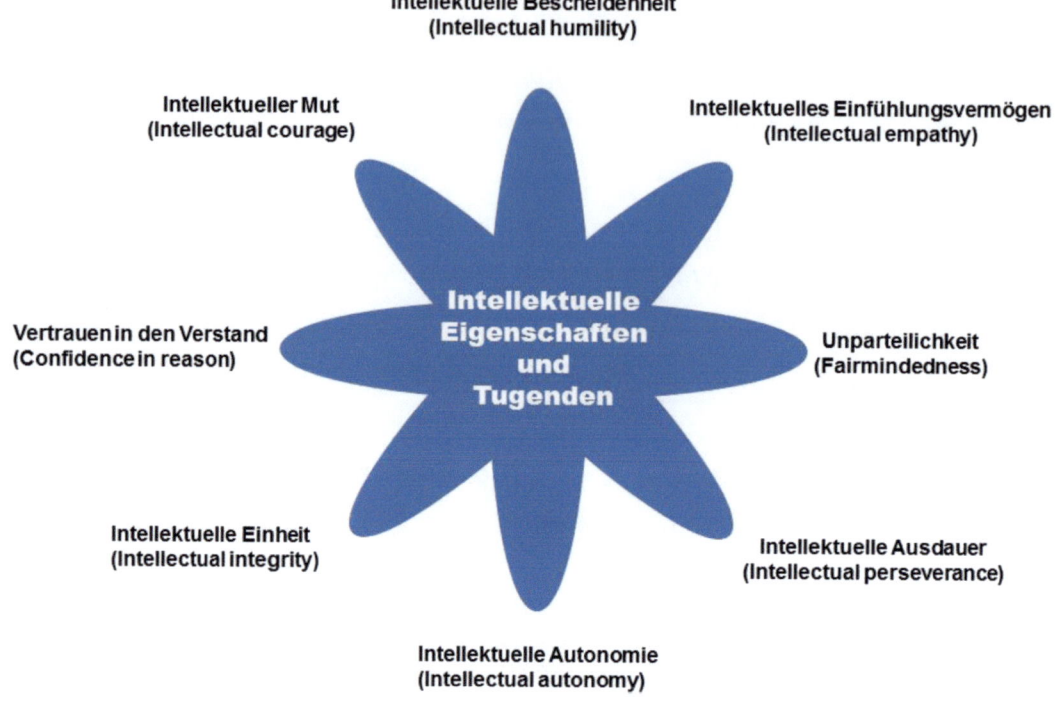

Abbildung 8:   Intellektuelle Eigenschaften und Tugenden im CR-Prozess
(angelehnt an Hawkins et al. 2010, S. 46)

2.4 Einstellungen der Pflegekraft im CR-Prozess

Zur optimalen Ausgestaltung des CR-Prozesses sind bestimmte Einstellungen seitens der Pflegekraft mitzubringen. Philosophisch vertieft wird oft die Frage gestellt, was denn Pflege eigentlich ist und beispielsweise ein akademischer Abschluss Bachelor oder Master „of Arts" oder doch besser „of Science" lauten müsste. Ist eine Pflegekraft "nur" wissenschaftlich tätig und genügt demnach ein rein biomedizinisches Weltbild oder ist es doch mehr – schon eine Kunst – was es in der Pflege zu leisten gilt (Einfühlungsvermögen, Gesprächsführung, Herstellung sozialer Beziehungen).

„Nursing is both art and science." (Pesut und Herman 1999, S. 4).

Die Wissenschaft hilft der Pflege zu analysieren und zu evaluieren, die Kunst ermöglicht es den Pflegenden Intuition und Erfahrung einzubringen. (Pesut und Herman 1999) „Science alone will not solve all the problems of nursing." (Johnson 1994, S. 1 in Pesut und Herman 1999, S. 6).

Die Schlussfolgerung daraus ist, dass eine gute Pflegekraft sowohl Einstellungen und Begabungen eines Wissenschafters, als auch eines Künstlers haben soll um den Prozess des Clinical Reasoning optimal in der Altenpflege anzuwenden.

Diese Einstellungen identifizierten Pesut und Herman (1999):

- Absicht (Intent)
- Reflektion (Reflection)
- Neugier (Curiosity)
- Toleranz zur Ungewissheit (Tolerance for ambiguity)
- Selbstvertrauen (Self-confidence)
- Professionelle Motivation (Professional motivation)

Absicht **(Intent)**

Die Pflegekraft muss im Pflegeprozess planvoll und zielgerichtet Vorgehen. Sie sollte von Intentionen geleitet werden und eine beabsichtigte Vorgehensweise zeigen. Die, auch vom MDK seit einigen Jahren geforderte Pflegeplanung, unterstützt diese Forderung.

Reflektion **(Reflection)**

Pesut und Herman (1999) sehen darin die wichtige Fähigkeit der Pflegekraft sich selbst von außen zu beobachten und auch (gedanklich) Selbstgespräche zu führen. Diese Reflektion führt dazu, dass die Pflegekraft sozusagen zweimal im Pflegesetting vorhanden ist: Als „Aktives Selbst" (action self), welches „tut und handelt", sowie als „Reflektives Selbst" (reflective self), das beobachtet und das eigene Tun kommentiert.

Während diesem stillen Reflection in action soll sich die Pflegekraft folgende Fragen stellen:

- Was denke ich? (Content of Thinking) (Denk-Inhalt)
- Wie denke ich? (Process of Thinking) (Denk-Prozess)
- Warum denke ich so? (Premises of Thinking) (Denk-Grund)

„Reflection is the way you become aware of what you are thinking (the content of thinking), how you are thinking (the process of thinking), as well as why you are thinking (the premises of thinking)." (Pesut und Herman 1999, S. 12)

Neugier **(Curiosity)**

Um eine solide Informationsbasis zu erhalten ist es unbedingt notwendig, dass die Pflegekraft „neugierig" ist und beharrlich nachfragt. Ihr soll ein Wissensbedürfnis inne wohnen (Pesut und Herman 1999). Pflege ist Neugier mit Absicht, absichtliche Neugier. Die Pflegekraft soll dabei neugierig sein, wie der Pflegebedürftige denkt, fühlt und handelt.

Toleranz zur Ungewissheit **(Tolerance for ambiguity)**

Gemeint ist damit, dass die Pflegekraft auch mit Situationen zu recht kommt, die momentan unklar erscheint. Die Pflegekraft weiß (meist) nicht, was der Pflegebedürftige im nächsten Augenblick sagen wird oder handelt bzw. was in nächster Zeit im Pflegesetting passiert und dementsprechend der Pflegebedürftige, wie auch die Pflegekraft darauf reagiert. (Beispielsweise Notfallsituation in der Altenpflege) Der Grad, in welchem eine Pflegekraft diese Toleranz aufbringt korreliert oft stark mit dem Grad des eigenen Selbstvertrauens und Selbstbewusstseins.

Selbstvertrauen **(Self-confidence)**

In diesem Zusammenhang ist unter „Self-confidence" der Glauben und das Vertrauen in sich selbst, Vertrauen und Wissen in die eigenen Fähigkeiten und Fertigkeiten sowie die Kenntnis der eigenen Stärken und Schwächen gemeint. Kennt die Pflegekraft ihre Kompetenzen, dann kann sie auch selbstbewusst handeln und auftreten und somit auch den Bereich der Performanzen erweitern.

Professionelle Motivation **(Professional motivation)**

Pesut und Herman (1999) sehen in diesem Aspekt die Selbstverpflichtung der Pflegekraft zu den Zielen, Werten, Visionen und Missionen des eigenen Berufsstandes. Eigene berufliche Fähigkeiten sollten kritisch betrachtet werden und stets nach bestem beruflichen Erfolg gestrebt werden. (Pesut und Herman 1999) Die Einschätzung der eigenen Fähigkeiten und fachlichen Kompetenzen überschneiden sich wiederum mit der Einstellung „Selbstvertrauen" (Self-confidence), so dass mehrere dieser geforderten Einstellungen ineinander greifen und partiell ineinander diffundieren.

3 Assessment und Prozess-Schritte des Clinical Reasoning

Der Prozess des Clinical Reasoning wird als inkrementell beschrieben, und beinhaltet sechs Schritte:
- Pre-Assessment Image
- Cue Acquisition
- Hypothesis Generation
- Cue Interpretation
- Hypothesis Evaluation
- Diagnoses

Diese sechs Schritte laufen während des Assessment gegebenenfalls mehrmals ab. (Klemme und Siegmann 2006).

3.1 Prozess-Schritte als Assessment

Ähnlich wird der Prozess auch in Daniel (2004) beschrieben. Demnach umfasst das Assessment die Punkte (Grendell in Daniel 2004):
- Datensammlung (aus unterschiedlichen Quellen)
- Datenorganisation
- Datenkategorisierung
- Musterbildung / Clusterbildung
- Datenbewertung und Datendokumentation

Datensammlung

Die Daten können aus unterschiedlichen Quellen gesammelt werden. Prinzipiell lassen sich unterscheiden:

- o Subjektive Daten
  Subjektive Daten sind Aussagen des Patienten aus dessen eigener Sicht
- o Objektive Daten
  Objektive Daten sind beobachtbar, messbar und quantifizierbar.

Als Datenquellen dienen der Pflegekraft neben der Eigenanamnese (Auskünfte und Befragungen des Pflegebedürftigen), Fremdanamnese (Auskünfte und Befragungen Dritter, beispielsweise Angehörige, Freunde, Bekannte, behandelnde Ärzte sowie Therapeuten) auch die eigene Beobachtung (Eigene Wahrnehmungen, eigene Messungen z. B. des Gewichts, BZ-Wertes, RR-Wertes) (vgl. Anhang 1).

Datenorganisation
Im nächsten Schritt kann es notwendig sein Daten zu organisieren. Daten sind meist zunächst einmal Zahlen. Diese werden erst durch eine gewisse Zusammenschau – vor allem aber durch die Verknüpfung mit Einheiten zu Informationen.

Datenkategorisierung
Sind die Daten zu Informationen geworden, so können Kategorien gebildet werden. Die Pflegekraft geht dabei, bewusst oder unbewusst, schriftlich oder auch nur mental analog einem Statistiker vor, bildet Kategorien und kann so die gewonnenen Daten (Informationen) zunächst ordnen und gegebenenfalls zuordnen.

Musterbildung / Clusterbildung
Bereits jetzt kann die erfahrene Pflegekraft (Experte) im Rahmen der Mustererkennung (Pattern Rekognition) erste Anhaltspunkte für das weitere Vorgehen im CRA-Prozess gewinnen. Grendell (2004) sieht einen Vorteil darin, wenn die Daten in Clustern zusammengefasst werden.

Hierdurch kann die Pflegekraft (Grendell in Daniel 2004):
- Unterscheiden zwischen relevanten und unrelevanten Daten
- Bestimmen, ob und wo Daten fehlen (Datagaps) und
- Muster identifizieren (Pattern Rekognition)

Datenbewertung und Datendokumentation

Um das Assessment abschließen zu können müssen die gesammelten Daten und Informationen dokumentiert und letztlich evaluiert werden.

Dies kann auf unterschiedlicher Art und Weise geschehen:
- Narrative Auswertung (Narrativ Charting)
- Ursachenorientierte Auswertung (Source-oriented Charting)
- Problemorientierte Auswertung (Problem-oriented Charting)
- PIE-Auswertung (PIE-Charting)
- Fokusierte Auswertung (Focus Charting)

Narrative Auswertung (Narrativ Charting):

Bei der narrativen Auswertung werden alle Daten, Aussagen, Informationen als Fließtext chronologisch niedergeschrieben. Der Vorteil besteht darin, dass diese Methode relativ einfach ist. Angewandt wird dies in der Verlaufsdokumentation des Pflegeberichtes. Nachteilig ist anzusehen, dass eine Verknüpfung zwischen Daten und Ergebnissen schlecht herstellbar ist, jede Pflegekraft ihren eigenen Schreibstil hat und ihren Bericht somit unterschiedliche Gewichtungen verleiht. Die Methode ist aufgrund des elaborierten Stils sowohl beim Verfassen, als auch beim Lesen zeitaufwendig, was dazu führt, dass die Informationen schwer einzeln wieder entnehmbar sind sondern vielmehr der gesamte Text gelesen werden muss.

Ursachenorientierte Auswertung (Source-oriented Charting):

Hier werden Ursachen und die jeweiligen Pflegestrategien getrennt voneinander, aber im Fließtext (narrativ) aufgeschrieben. Der Überblick verbessert sich dadurch, jedoch bleiben weitgehend die gleichen Probleme wie bei der narrativen Auswertung erhalten.

Problemorientierte Auswertung (Problem-oriented Charting):

Diese Variante wurde erstmals von Lawrence Weed 1969 (Case Western Reserve University) vorgeschlagen und im US-amerikanischen Raum eingeführt. (Grendell in Daniel 2004) Die problemorientierte Auswertung, auch „problem-oriented report" (POR) folgt dem SOAP-Schema und legt den Schwerpunkt auf die Probleme des Pflegebedürftigen.

SOAP steht dabei für:

S: Subjektive Daten
(Angaben des Pflegebedürftigen oder dessen Angehörigen)
O: Objektive Daten
(Beobachtungen, Messungen, Untersuchungen)
A: Assessment
(Schlussfolgerung aufgrund der Datenlage)
P: Planung
(Ergriffene Pflegemaßnahmen)

PIE-Auswertung (PIE-Charting)

Während das SOAP-Schema anfangs ein eher medinzinisches Strukturschema war, wurde 1984 am Craven Regional Medical Center mit der PIE-Auswertungsmethode ein pflegerisches Strukturschema geschaffen. (Grendell in Daniel 2004)

PIE ist ein Akronym für Problem (P), Intervention (I) und Evaluation (E) pflegerischer Maßnahmen. Jedes Problem (P) wird aufgelistet und numeriert Die dazugehörigen Interventionen (I) also Pflegemaßnahmen werden zugeordnet und in bestimmten Intervallen evaluiert (E).

Fokusierte Auswertung (Focus Charting)

Die fokusierte Auswertung bezieht sich nicht nur auf das Problem des Pflegebedürftigen sondern kann auch alle anderen Angelegenheiten (Ressourcen, Wünsche) in den Brennpunkt (Fokus) stellen. Diese Methode der Auswertung wurde 1981 am Eitel Hospital in Minneapolis erstmals eingeführt. (Grendell in Daniel 2004).

3.2 Assessment-Typen

Je nach Zielsetzung und vorhandener Zeit (Notfall) unterscheiden sich die möglichen Assessments.

Rayman (2004) nennt vier Assessment-Typen, die in der Pflege Anwendung finden:

- Umfassendes Assessment (Comprehensive Assessment)
  Hier geschieht eine Zusammenstellung aller (pflegerelevanter) Daten, vorzugsweise bereits bei der Aufnahme des Pflegebedürftigen. Dieser Typus des Assessments umfasst beispielsweise Gesundheitsstatus, Befunde, Daten, Risikofaktoren, Copingstrategien des Pflegebedürftigen.

- Fokusiertes Assessment (Focused Assessment)
  Dieses Assessment ist zielgerichtet auf bestimmte, ausgewählte Datensätze, die besonders von Interesse sind. Es ist detaillierter als das umfassende Assessment, geht mehr in die Tiefe, allerdings weniger in die Breite. Es ist spezifisch, vergleichbar mit beispielsweise dem Einsatz der Braden-Skala im Rahmen eines Dekubitus-Assessments.

- Kontinuierliches Assessment (Ongoing Assessment)
  Kontinuierliches, systematisches Beobachten spezieller Probleme und Risiken zum Beispiel um eine genaue Evaluierung zu erzielen, ist mit kontinuierlichem Assessment gemeint.

- Notfall-Assessment (Emergency Assessment)
  Darunter ist ein schnelles, auf die wesentlichen Punkte der akuten Situation eingehendes Assessment gemeint. Dabei können sowohl psychische, als auch physische Probleme betroffen sein.

(Rayman in Daniel 2004)

3.3 Pre-Assessment Image

Der erste Prozess-Schritt, den viele Pflegekräfte bereits unbewusst durch-führen, ist das Pre-Assessment Image. Gemeint ist damit ein Bild, welches sich die Pflegekraft vom Pflegebedürftigen macht, ohne mit ihm bereits direkt in Kontakt getreten zu sein. Es basiert auf Informationen, die die Pflegekraft beispielsweise dem Überleitungsbogen oder Aussagen dritter (Telefonat mit den Angehörigen, dem Arzt, Krankenhau, Pflegedienst) entnimmt. So macht sich die Pflegekraft bereits ein Bild anhand von Alter, Geschlecht, Diagnose (medizinischer und ggf. bereits vorhandener pflegerischer Diagnose), Herkunft, Beruf und anderen Merkmalen. Dabei muss sich die Pflegekraft bewusst sein, dass sie hier neutral und sachlich bleiben muss um nicht durch einer kognitiven Verzerrung im weiteren CRA-Prozess beeinflusst zu werden. Burtchen fasst den Begriff „Pre-Assessment Image so zusammen, dass es „um den ersten Eindruck und damit verbundenen Überlegungen, die sich auf der Basis minimaler Informationen bei Professionellen ergeben (geht) und ihre Erwartungen im Hinblick auf die Patienteninteraktion bestimmen. Sie werden von den bisherigen (…) Erfahrungen, eventuellen früheren Begegnungen mit dem Patienten oder auch mit ähnlichen Patienten und Krankheitsbildern gespeist." (Burtchen 2007, S. 11)

3.4 Cue Acquisition

Ausgehend und geleitet vom Pre-Assessment Image sucht und sammelt die Pflegekraft nun Schlüsselwörter (Cues) um den Pflegestatus (Pflegeprobleme, Ressourcen, Kompetenzen und Performanzen) des Pflegebedürftigen zu erheben. „Dies geschieht durch Befragung, Beobachtung und Untersuchung des Patienten. Dabei werden Schlüsselwörter gesucht, die zur Bestätigung oder Zurückweisung der Arbeitshypothesen herangezogen werden können. (…) Der erste Eindruck lenkt (…) in eine bestimmte Richtung bei (…) (der) Auswahl von Daten (…)." (Burtchen 2007, S. 11) Cues triggern eine oder mehrere Hypothesen. Cues, die zu Hypothesen führen variieren. Manchmal ist es ein einziges Symptom, meistens führen allerding mehrere Schlüsselwörter bzw. deren Zusammenschau zu einer Hypothese. (Kassirer und Kopelman 1991)

3.5 Hypothesis Generation

Hypothesen bilden ein Rahmenkonzept (Framework) des Denkens und der Erfahrungen. Sie bilden einen Rahmen für das Problem oder bilden einen Ausgangspunkt für genauere, weitere Hypothesen. (Kassirer und Kopelman 1991) Bei der Hypothesenproduktion (auch Hypothesenbildung, Hypothesengenerierung) (Hypothesis Generation) beginnt die Pflegekraft nun die gesammelten Daten und Informationen „zu organisieren, zu strukturieren und Annahmen bezüglich bestimmter (…) (Pflegeprobleme) herauszubilden. Häufig werden dabei mehrere Vermutungen (Hypothesen) gebildet." (Klemme und Siegmann 2006, S. 26) Dabei beeinflussen Expertise und Erfahrung die Qualität einer Hypothese. Kassirer und Kopelman sehen somit beide als äußert wichtig an. Buchwissen alleine ist ungenügend um optimale Hypothesen bilden zu können. (Kassirer und Kopelman 1991)

3.6 Cue Interpretation

Im Rahmen der Interpretation der Schlüsselworte (Cue Interpretation) sammelt nun die Pflegekraft weitere Cues und ordnet sie den bereits aufgestellten Hypothesen zu. Hierdurch kann eine Hypothese verifiziert (bestätigt, unterstützt) oder falsifiziert (widerlegt) werden. „Die Suche und Interpretation von Schlüsselwörtern stützt sich auf das vorhanden wissenschaftliche und empirische Wissen (…) (der Pflegekraft)." (Burtchen 2007, S. 11)

3.7 Hypothesis Evaluation

Im nächsten Prozess-Schritt werden die verschiedenen, eventuell konkurrierenden Hypothesen verglichen und ausgewertet (evaluiert). „Die Hypothese, die am besten durch die gesammelten Daten gesichert ist, wird ausgewählt und bildet die Basis für den nächsten Schritt." (Klemme und Siegmann 2006, S. 26).

3.8 Diagnosis

Abschließend erstellt die Pflegekraft eine pflegerische Diagnose (Pflegediagnose), die sie in die Pflegeplanung übernimmt und daraus die weiteren Pflegemaßnahmen ableitet.

4 Ebenen des Clinical Reasoning in der Altenpflege

Obgleich die einschlägige deutschsprachige, wie auch englischsprachige Literatur den CR-Prozess meist als unipersonalen Denk-, Entscheidungs- und Handlungsprozess einer Person darstellt, somit deren Entscheidungen eher durch psychologische Modelle und Theorien beschrieben werden und auch als durch psychologische Kontextfaktoren determiniert betrachtet werden, findet sich gelegentlich auch eine weitergehende Sichtweise, die soziologische Komponenten, denen die entscheidende Pflegekraft ausgesetzt ist, mit ins Kalkül zieht.

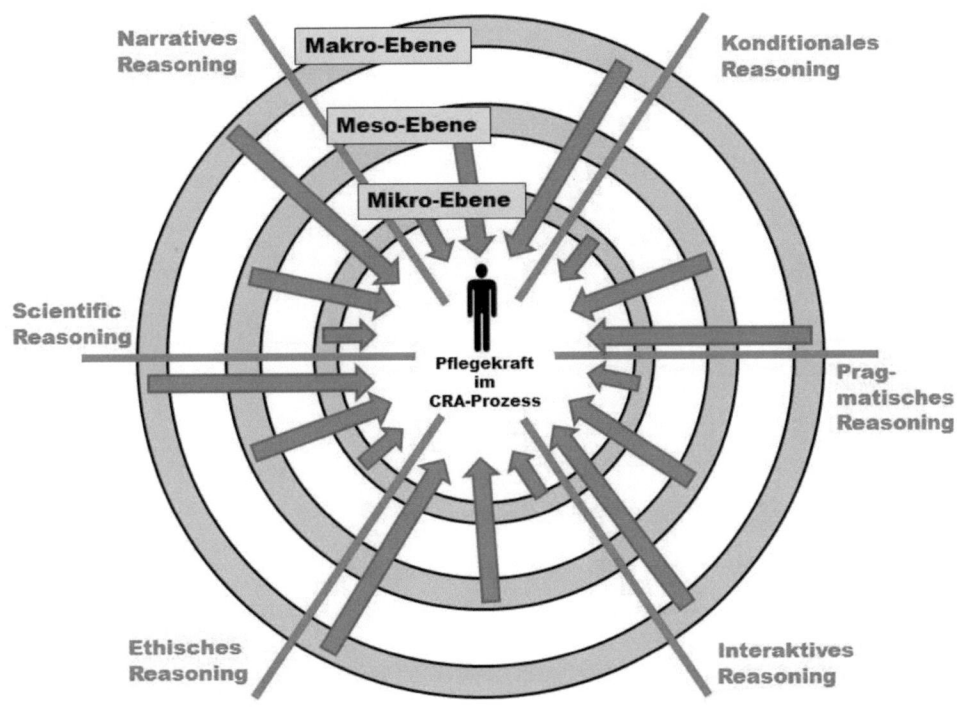

Abbildung 9: Die Pflegekraft wird im Spannungsfeld der CR-Formen unmittelbar durch die Makro-, Meso- und Mikro-Ebene beeinflusst

Da eine Pflegekraft unmöglich alleine betrachtet werden kann, sondern vielmehr ein soziales Wesen ist, welches im Team arbeitet und auch mit dem Pflegebedürftigen in einer sozialen Interaktion steht, erscheint es sinnvoll, das in der Soziologie gebräuchliche Ebenenmodell zu integrieren. Neuere Modelle wie beispielsweise das Situated Clinical Decision-Making Framework beziehen diesen Aspekt bereits im sogenannten „Context" mit ein.

Die Pflegekraft wird im CRA-Prozess von vier Ebenen mehr oder weniger stark beeinflusst:

- Mikro-Ebene   (Micro Level)
- Meso-Ebene   (Meso Level)
- Exo-Ebene   (Exo Level)
- Makro-Ebene   (Macro Level)

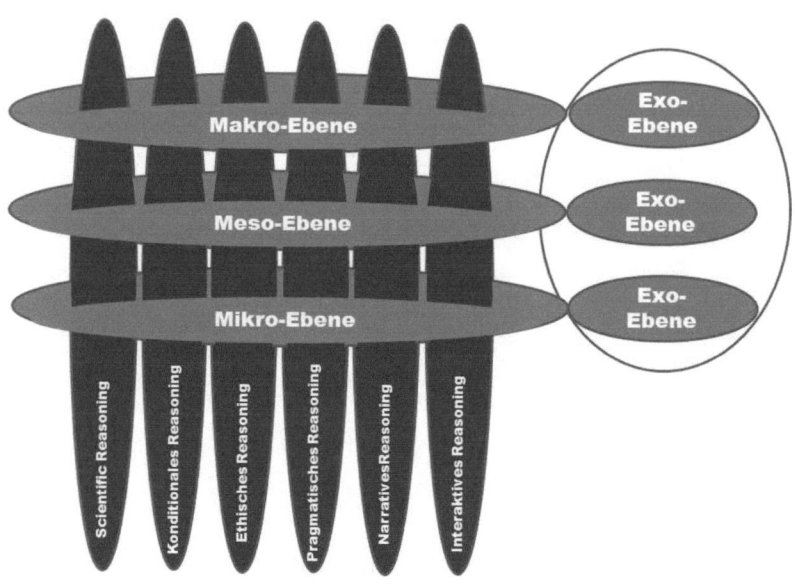

Abbildung 10: Beeinflussung der CR-Formen durch die Makro-, Meso-, Mikro- und Exo-Ebenen

4.1 Mikro-Ebene   (Micro Level)

Während Meso- und Makro-Ebene eher aus soziologischen Gesichtspunkten betrachtet werden können und müssen, überschneiden sich Soziologie und Psychologie auf der Mikro-Ebene. Die Mikro-Ebene (griechisch „mikro" = klein) ist die Ebene, die unmittelbar auf die Pflegekraft einwirkt. Auf ihr finden sich die unmittelbar in der Person der Pflegekraft liegenden Eigenschaften, Möglichkeiten und Handlungen.

Die Mikro-Ebene stellt die Individualebene dar, hier wirken soziale Beziehungen und Interaktionen unmittelbar, die Pflegekraft – wie auch der Pflegebedürftige agieren als Person.

Mikro-Ebene des Scientific Reasoning

Hierunter fallen das persönliche Fachwissen der Pflegekraft (Fachkompetenz), die pflegerischen Kompetenzen, sozusagen das „handwerkliche Wissen und Geschick" sowie alle aktuellen Daten über den Pflegebedürftigen.

Mikro-Ebene des Interaktiven Reasoning

Im Interaktiven CR kann der Mikro-Ebene beispielsweise das Kommunikationsverhalten der Pflegekraft zugeordnet werden. Ihre Sozialkompetenz wirken hier unmittelbar im Pflegesetting auf den Pflegebedürftigen ein.

Mikro-Ebene des Konditionalen Reasoning

Die Mikro-Ebene ist geprägt von kurzfristigen Zielen, die beispielsweise von Pflegebedürftigem und Pflegekraft angestrebt werden. Fragen wie: „Was will der Pflegebedürftige?" „Jetzt?" „Heute?" und: „Was will die Pflegekraft?" treten hier in den Vordergrund.

Mikro-Ebene des Narrativen Reasoning

Das Narrative Reasoning ist geprägt von Geschichten, welche sich auch auf der Mikro-Ebene zeigen. Es geht dabei auf diesem Level sowohl um die (gemeinsame) Geschichte zwischen Pflegebedürftigen und Pflegekraft, als auch um die Geschichten um die kurz zurückliegende Zeit. Was erzählt der Pflegebedürftige vom heutigen Tag, von dieser Woche? Was hat er erlebt? Wie beeinflusst ihn seine derzeitige „Krankheitsgeschichte"? Und ebenso: Was hat die Pflegekraft zu berichten?

Mikro-Ebene des Pragmatischen Reasoning

Im Pragmatischen Reasoning ist die Pflegekraft auf der Mikro-Ebene beispielsweise von ihrer eigenen Zeitvorgabe und Zeiteinteilung beeinflusst, dem aktuellen Ablaufplan auf dem Wohnbereich bzw. Tourenplan in der ambulanten Pflege sowie den eigenen habituierten Handlungsabläufen.

Mikro-Ebene des Ethischen Reasoning

Im Bereich der Mikro-Ebene sind hier die persönlichen Werte, Normen und Weltanschauungen der Pflegekraft anzusehen. Ebenso sind Vorurteile, Moralvorstellungen und die persönliche Religion zu nennen. Andererseits – und das gilt für alle CR-Formen – gilt natürlich immer auch gleiches auf der Seite des Pflegebedürftigen, denn auch dessen Ansichten, Wünsche und Bedürfnisse, seien es ethischer, moralischer oder religiöser Ausprägung, fließen in den CRA-Prozess ein und bedürfen, vor allem vor dem zunehmenden Hintergrund einer nicht nur biographie- sondern auch kultursensiblen Pflege Beachtung und Berücksichtigung.

4.2 Meso-Ebene (Meso Level)

Als intermediär Ebene zwischen Mikro- und Makro-Ebene lässt sich die Meso-Ebene (griechisch „meso" = mittel) verstehen. Auf ihr finden sich mittelfristige Ziele und Vorstellungen, Gruppen und Gruppenzugehörigkeiten sowie Determinanten, die von Unternehmen, Institutionen, Arbeitsbereichen ausgehen.

Die Meso-Ebene stellt damit die Organisationsebene dar, die zum Teil die Pflegekraft beeinflussen kann, die aber bereits selbst normativ ins Pflegesetting eingreift. Andererseits ist die Meso-Ebene des Clinical Reasoning stark mit dem Multigrade Clinical Reasoning assoziiert.

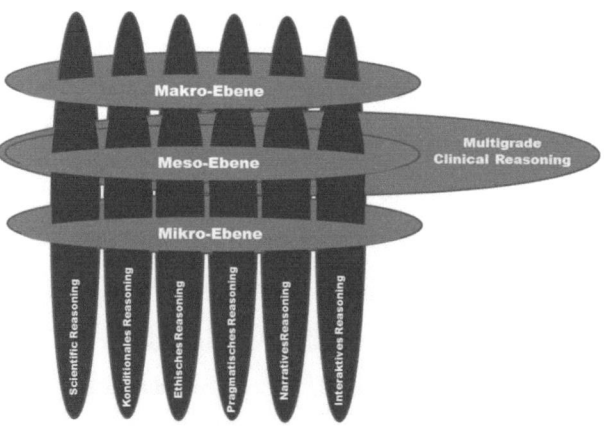

Abbildung 11: Die Affinität des Multigrade Clinical Reasoning zur Meso-Ebene

Meso-Ebene des Scientific Reasoning

Das persönliche Fachwissen der Pflegekraft wird auf der Meso-Ebene durch das Wissen, die Erkenntnisse und Erfahrungen des Teams, aber auch anderer Berufsgruppen (Multigrade Clinical Reasoning) ergänzt. Hierzu kann die Pflegekraft Daten und Erfahrungen der eigenen Pflegeeinrichtung nutzen, die ggf. bereits statistisch aufgearbeitet wurden. Somit besteht die Möglichkeit an dieser Schnittstelle aktuelle Daten mit längerfristigen Erkenntnissen zu vergleichen und zu verknüpfen.

Meso-Ebene des Interaktiven Reasoning

Interaktionen auf der Meso-Ebene dehnen sich nun auch außerhalb des direkten Pflegebezuges zwischen Pflegekraft und Pflegebedürftigen aus. Beispielsweise erweitert sich die Kommunikationsstruktur um die Elemente Angehörige, Freunde und Bekannte (sowohl des Pflegebedürftigen, als auch der Pflegekraft), Ärzte sowie anderen Akteuren im Pflegeteam.

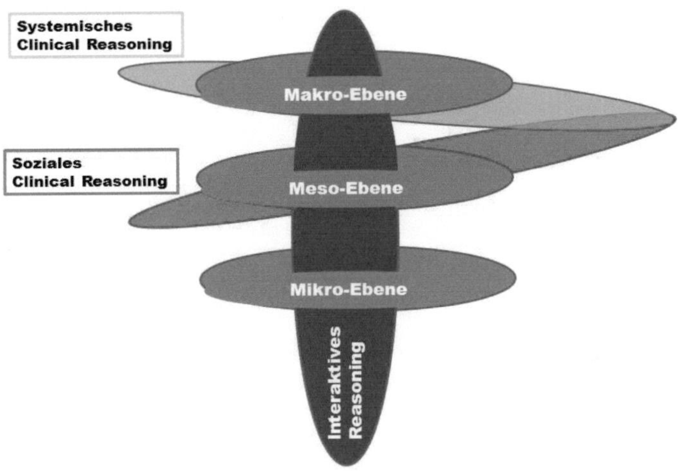

Abbildung 12: Übergang des Interaktiven CR zum Sozialen und Systemischen CR

Beeinflusst wird das Pflege-setting hier auch vom Kommunikationsverhalten anderer, beispielsweise den Arbeitskollegen, die in Interaktion zum Pflegebedürftigen stehen. Der Übergang der Meso-Ebene des Interaktiven Reasoning zum Sozialen Reasoning ist somit fließend.

Meso-Ebene des Konditionalen Reasoning

Im Bereich des Konditionalen Reasonings finden sich mittelfristige Ziele auf der Agenda. Ebenso werden Erwartungen und Zielsetzungen des Pflegebedürftigen an die eigenen Angehörigen, Freunde und Bekannte wirksam bzw. ist der Pflegebedürftige und die Pflegekraft diesen vielleicht auch ausgesetzt.

Meso-Ebene des Narrativen Reasoning

Welche Geschichte (Biographie) hat der Pflegebedürftige über die vergangenen Jahre zu erzählen? Wie verlief seine Krankengeschichte beispielsweise vor dem Heimeinzug? Welche Geschichten erzählt er über seine Angehörigen, welche teilt er mit ihnen? Solche und ähnliche Fragen finden sich auf der Meso-Ebene dieser CR-Form.

Meso-Ebene des Pragmatischen Reasoning

Auf der Meso-Ebene beeinflussen Dienstpläne, Urlaubspläne aber auch Raumbelegungen, architektonische Gegebenheiten wie Lichtverhältnisse und Barrieren sowie der allgemeine Aufbau des Wohnbereichs (sowohl häuslich als auch stationär) bzw. der gesamten Pflegeeinrichtung das Handeln und Entscheiden der Pflegekraft und wirken sich somit auf deren Pragmatismus aus.

Meso-Ebene des Ethischen Reasoning

Ethisches Reasoning wird auf der Meso-Ebene beispielsweise durch das Leitbild der Einrichtung, des Pflegedienstes oder auch nur der jeweiligen Station beeinflusst. So gibt es sowohl eine große Varianz zwischen Einrichtungen der freien Wohlfahrtspflege (DRK, ASB, AWO) und privaten Anbietern der Altenhilfe als auch, wenn das Leitbild überdies religiöse Weltanschauungen beinhaltet (Caritas, Diakonie). Diese vorgegebenen Richtlinien, wie auch der Codex, der sich im Rahmen des eigenen Teams zeigt, wirken sich auf Pflegekraft und somit Pflegesetting aus.

4.3 Makro-Ebene (Macro Level)

Die Makro-Ebene (griechisch „makro" = groß) stellt die äußerste, oberste Ebene als begriffliche Einheit beispielsweiser gesamtgesellschaftlicher Phänomene dar. Sie repräsentiert somit Aspekte des Berufssystems, der Nation bzw. Gesellschaft und somit übergreifende Normen. Damit beeinflusst sie sowohl die Meso-Ebene direkt und die Mikro-Ebene sowohl direkt als auch, vermittelt über die Meso-Ebene indirekt.

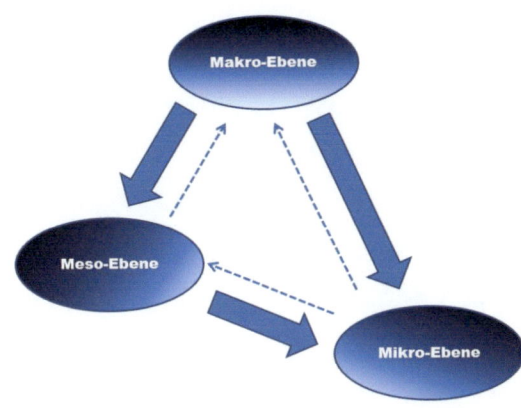

Abbildung 13: Wechselseitige Beeinflussung der Ebenen

Makro-Ebene des Scientific Reasoning

Auf der Makro-Ebene des Scientific Reasoning sind übergreifende Erkenntnisse aus medizinischer und pflegerischer Forschung angesiedelt. Hier findet sich sozusagen das „Lex artis curae", Expertenstandards und Evidence-based Nursing.

Makro-Ebene des Interaktiven Reasoning

Zum einen geht hier das Interaktive Reasoning ins Systemische Reasoning über, da es zu vielfältigen Interaktionen und auch externe Beeinflussung durch die Exo-Ebene kommt, zum anderen sind zwischenmenschliche Aktivitäten eingebettet in die Sitten und Gebräuche, so dass sich an dieser Stelle die Kulturabhängigkeit des CRA-Prozesses widerspiegelt.

Makro-Ebene des Konditionalen Reasoning

Schließlich stehen beim Konditionalen Reasoning auf der Makro-Ebene längerfristige und langfristige Ziele an. Beim Pflegebedürftigen können Fragen nach der Sinnhaftigkeit in Bezug auf Gesellschaft und Staat bzw. seine Bedürfnisse hier (weiterhin) eine Rolle auszuführen aufkommen. Beispielsweise äußern ältere Pflegebedürftige Genesungs- aber auch Sterbewünsche „um dem Staat nicht auf der Tasche zu liegen", was Phänomene sind, die es hier einzuordnen gilt.

Makro-Ebene des Narrativen Reasoning

Die Makro-Ebene zeigt sich hier in größeren geschichtlichen Zeiträumen: Der bisherigen Lebensgeschichte (Biographie) des Pflegebedürftigen, der Landesgeschichte (Flucht, Vertreibung) aber auch in gleichem Maße bei der Pflegekraft. Nachdem sich auch die Formen des CR überschneiden, kann auch nicht immer klar getrennt werden, in welcher Form beispielsweise die Kulturabhängigkeit ihre Auswirkungen zeigt. Eine Pflegekraft mit einem Migrationshintergrund (Lebensgeschichtlich durchaus relevant) kann ihre Entscheidungen anders treffen (müssen) als eine „einheimische" Pflegekraft.

Makro-Ebene des Pragmatischen Reasoning

Auf der Seite des Pragmatischen Reasoning stehen hier nationale Gesetze sowie Länder-Gesetze (SGB, Heimgesetz) als auch Vorgaben des Medizinischen Dienstes (MDK). Bei der Planung und Durchführung der Pflege unterliegen die Entscheidungen und Möglichkeiten, die die Pflegekraft nutzen kann auch Fragen nach Ort der Leistungserbringung, Einbindung des Wohnumfeldes in die Topographie, Geographie und Geologie.

Makro-Ebene des Ethischen Reasoning

Ethisches Reasoning und Narratives Reasoning haben auf der Makro-Ebene Überschneidungsbereiche wenn es um die Kultur geht. Die Kultur bestimmt nicht nur unsere Sprache (und diese wiederum unser Denken) sondern auch direkt unser Denken, damit auch unsere Wertvorstellungen und ethischen

Entscheidungen. Weiterhin findet sich auf dieser Makro-Ebene die, entweder vorherrschende Religion, mindestens aber die übergeordneten religiösen Werte des Pflegebedürftigen und / oder der Pflegekraft. Gleiches gilt für zeitspezifische Weltanschauungen, die vorherrschten oder noch vorherrschen (Sozialismus, Kommunismus, National-Sozialismus, Demokratie, „68er") und Phänomene des Zeitgeistes im gesellschaftlichen Kontext (1990er Jahre im Vergleich zu 2010er Dekade)

4.4 Exo-Ebene (Exo Level)

Die Exo-Ebene (griechisch „exo" = außen) bzw. besser Exo-Ebenen stellt (stellen) die „geheimnisvolle Unbekannte(n)" dar. Deutlich zeigt sie ihre Wirkung im Systemischen Reasoning, wenn klar wird, dass alles systemisch zusammenhängt und sich gegenseitig beeinflusst. Die Exo-Ebene(n) wirkt (wirken) somit nicht direkt auf die Pflegekraft und ihren CRA-Prozess ein, entfaltet aber mittelbar, über Umwege ihre Wirkung.

So hat sowohl die Pflegekraft, wie auch der Pflegebedürftige verschiedene Rollen (Bruder, Vater, Großvater, Nichte, Tante, aber auch ehemaliger Vereinsvorsitzender, Alt-Feuerwehrkamerad), die zu Rollenerwartungen von außerhalb des Pflegesettings liegend, führen. Diesen Rollen werden Rollenattribute seitens der Person selbst oder dritten zugeordnet, was schließlich vom Rollenträger (Pflegebedürftiger, Pflegekraft) mit einem spezifischen Rollenverhalten beantwortet wird. Werden diese Rollenerwartungen erfüllt, führt dies meist zu keinen Problemen. Schwieriger gestalten sich Situationen, in denen es zu Rollenkonflikten kommt.

Es werden dabei grundsätzlich zwei Rollenkonflikte unterschieden:

- Interrollenkonflikt
- Intrarollenkonflikt

Interrollenkonflikt

Die Pflegekraft ist als Arbeitnehmer an die Arbeitszeit gebunden und vielleicht nur in bedingtem Maße zu Überstunden bereit, welche aber für die umfangreiche Durchführung der Pflegemaßnahmen förderlich sind. Andererseits, treten in der Rolle als Familienmitglied Rollenanforderungen an sie heran. Diese Erwartungen aus unterschiedlichen Rollen können zu Konflikten führen und letztlich den CRA-Prozess beeinflussen. Das genannte Beispiel zeigt den Einfluss der Exo-Ebene, die zunächst gar nichts mit dem Pflegesetting zu tun hat, auf die Mikro-Ebene im Prozess des Clinical Reasoning.

Intrarollenkonflikt

Ein typischer Intrarollenkonflikt für den CRA-Prozess ist dadurch gegeben, dass zum einen die Pflegekraft als Arbeitnehmer möglichst zeit- und kostensparend arbeiten soll, auf der anderen Seite möglichst umfassend für den Pflege-bedürftigen handeln möchte / soll. Entscheidungen, vor allem im Pragmatischen Reasoning werden hierdurch mitbestimmt.

Aus der Exo-Ebene heraus können nun vier Erwartungsarten an Pflegebedürftigen und Pflegekraft herangetragen werden (Gibbels 2003, S. 3):

- Kann-Erwartung

    „Die Kann-Erwartung ist die schwächste Form der Erwartung. Man erwartet, dass jemand ein wenig mehr als seine Pflicht tut."

- Soll-Erwartung

    „Soll-Erwartungen bezeichnen den harten Kern der Pflichten, ohne dass sie in rechtlichen Regeln festgelegt sind."

- Muss-Erwartung

    „Muss-Erwartungen (…) sind Pflichten, für die verbindliche Regeln festgelegt sind."

- Erwartungs-Erwartung

    Hierbei handelt es sich um einen reflexiven Mechanismus, bei dem beispielsweise die Pflegekraft erwartet, dass der Pflegebedürftige bestimmte Erwartungen an sie hat.

Neben Rollenerwartungen, die aus der Exo-Ebene auf die anderen Ebenen einwirken sind es auch Veränderungen in sozialen Beziehungen, Werte- und Normenwandel oder Modifizierungen von Anforderungen, die mittelbar das Pflegesetting und damit den CRA-Prozess determinieren.

4.5 Top-Down- und Bottom-Up-Effekte

„Natürlich beeinflussen sich die (…) Ebenen im Alltag wechselseitig und werden nur aus wissenschaftlichem Interesse unterschieden (…)." (Stanjek 2005, S. 128) Unterschieden werden dabei Top-Down-Effekte (englisch für „von oben nach unten") und Bottom-Up-Effekte (englisch für „von unten nach oben").

Das bedeutet beim **Top-Down-Effekt**, dass sich die Makro-Ebene auf die Meso-Ebene und schließlich (auch) auf die Mikro-Ebene auswirkt. So spielt beispielsweise die Religion auf der Makro-Ebene eine Rolle für das Leitbild einer Einrichtung (Meso-Ebene) bzw. Werte und Normen der Pflegekraft auf der Mikro-Ebene.

Der **Bottom-Up-Effekt** zeigt sich im Pflegesetting beispielsweise dadurch, dass Erfahrungswissen evaluiert wird (Mikro-Ebene), Standards angepasst werden (Meso-Ebene) und im Laufe der Zeit, ggf. über den Weg von Expertenstandards, Studien und Metastudien evidence-basierdes Pflegewissen entsteht (Makro-Ebene).

4.6 Ökosystemischen Ansatz im Clinical Reasoning

In Abgrenzung zu den oben dargestellten Ebenen ist die von Urie Bronfenbrenner modellierte Theorie des Ökosystemischen Ansatz zu betrachten. Stehen bei den Ebenen des CR-Prozesses Faktoren, die relativ fest gefügt sind, im Vordergrund, geht es beim Ökosystemischen Ansatz nach Bronfenbrenner um menschliche Beziehungen und deren Bezugsrahmen (Systeme). Urie Bronfenbrenner, beeinflusst von Kurt Lewin, strukturierte diese Systemebenen und wandte sie ursprünglich auf die menschliche Entwicklung an. (Heimlich 1997)

Für die, sich im CRA-Prozess befindliche Pflegekraft, bietet der Ökosystemischen Ansatz eine Möglichkeit zur weiteren Verfeinerung des Denkens,

Wahrnehmens, Argumentierens, Entscheidens und Handelns vor allem im Interaktiven Reasoning und dem damit in Verbindung stehenden Sozialen bzw. Systemischen Reasoning.

Der Ökosystemischen Ansatz modelliert dabei folgende theoretischen Systeme:
- Mikrosystem
- Mesosystem
- Exosystem
- Chronosystem
- Makrosystem

Mikrosystem

Das Mikrosystem ist „ein Muster von Tätigkeiten und Aktivitäten, Rollen und zwischenmenschlichen Beziehungen, das die (…) Person in einem gegebenen Lebensbereich (…) erlebt. (…) Ein Lebensbereich ist ein Ort, an dem Menschen leicht direkte Interaktion mit anderen aufnehmen können." (Bronfenbrenner 1981, S. 38) Es bezieht sich also auf „die Wechselbeziehungen zwischen einer Person und den sie unmittelbar umgebenden Lebensbereichen (…), wobei diese Bereiche als Settings bezeichnet werden." (Burtchen 1985, S. 22)

Das Pflegesetting, mit der Interaktion zwischen einer Pflegekraft und einem Pflegebedürftigen stellt ein solches Mikrosystem dar. Bronfenbrenner unterstreicht in diesem Zusammenhang, dass sich neben der eigentlichen Tätigkeit und der Beziehung als drittes Element die Idee der Rolle bedeutsam ist (Heimlich 1997).

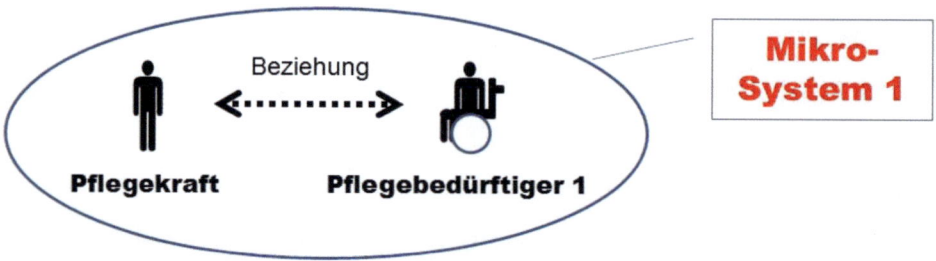

Abbildung 14: Pflegesetting als Mikrosystem im Ökosystemischen Ansatz

Mesosystem

„Ein Mesosystem umfaßt die Wechselbeziehungen zwischen den Lebensbereichen, an denen die (…) Person aktiv beteiligt ist (…)." (Bronfenbrenner 1981, S. 41) Eine Pflegekraft hat somit mit unterschiedlichen Pflegebedürftigen Mikrosysteme, die aber stets auf der „1-zu-1-Ebene" als Interaktion zwischen der einen Pflegekraft und je einem (anderen) Pflegebedürftigen stattfinden. Die Plattform für diese Mikrosysteme sieht Bronfenbrenners Ökosystemischer Ansatz als Mesosystem an. Das Mesosystem besteht somit aus mehreren Settings, wobei sich Wechselbeziehungen zwischen den Settings ergeben. Zwar sollte beispielsweise Ärger und Stress in einer idealen Pflege nie von einer Pflege-Interaktion (Setting) in die andere transferiert werden, in situ findet dies jedoch statt!

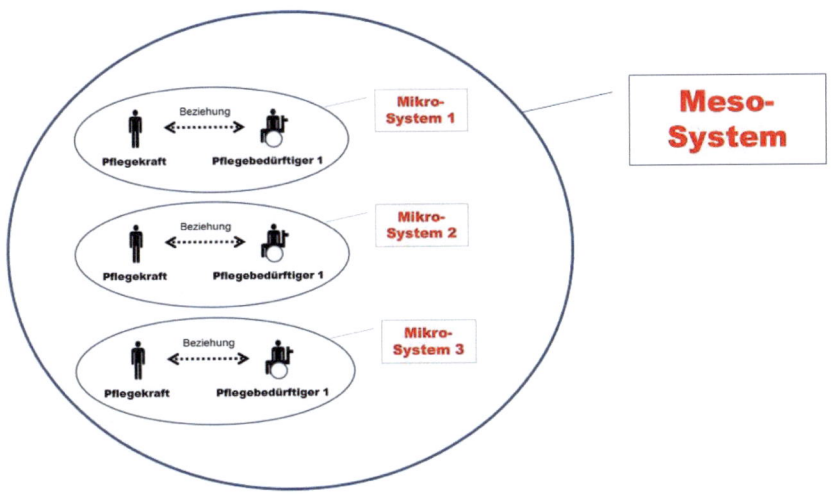

Abbildung 15: Mesosystem in der Pflege

Exosystem

„Unter Exosystem verstehen wir einen Lebensbereich oder mehrere Lebensbereiche, an denen die (…) Person nicht selbst beteiligt ist, in denen aber Ereignisse stattfinden, die beeinflussen, was in ihrem Lebensbereich geschieht, oder die davon beeinflußt werden." (Bronfenbrenner 1981, S. 42) Als Beispiel könnte folgende Situation angeführt werden: In einem Gespräch zwischen der Pflegekraft und ihrer Stationsleitung wird unter anderem das

Thema Pflegeplanung erörtert. Beide einigen sich auf bestimmte Vorgehensweisen und Pflegemaßnahmen. Diesem Mikrosystem gehört der Pflegebedürftige nicht an; es bildet daher aus seiner Sicht ein Exosystem. Trotzdem beeinflusst dieses Exosystem, hier vermittelt durch die Modifikation der bisherigen Pflege, den Pflegebedürftigen. Obwohl er keine aktive Rolle spielt, spürt er dennoch die Auswirkung.

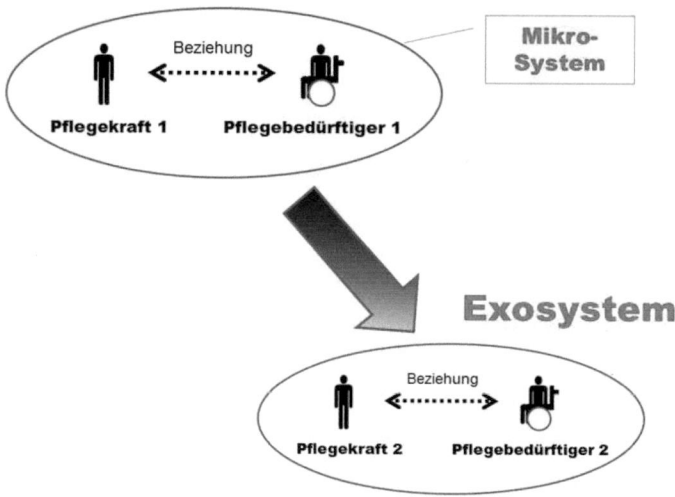

Abbildung 16: Exosystem in der Pflege

Chronosystem

„Der Begriff Chronosystem" bezieht sich auf längerfristige (...) (Modelle) in denen die zeitliche Veränderung oder Stabilität nicht nur der (...) Person, sondern auch des Umweltsystems in Betracht gezogen werden können." (Bronfenbrenner 1990, S. 70) Man kann es sich so vorstellen, als ob das Mesosystem inklusive Exosystem durch die Zeit reist. Würde man zum bestimmten Zeitpunkt t_0 eine Aufnahme machen, so ergäbe sich als Bild das jeweilige Chronosystem.

Bronfenbrenner unterscheidet dabei zwei Formen des Wandels (Heimlich 1997):

- Lebensübergänge
Lebensübergänge treten ein, wenn eine Person ihren Lebensbereich oder ihre Rolle wechselt und folglich ihre Position in der Umwelt verändert. Dies könnte beispielsweise der Heimeinzug des Pflegebedürftigen sein. Lebensübergänge vollziehen sich demnach abrupt.
- Lebenslauf
Der Lebenslauf als eine Kette von Übergängen über eine längere Zeit hinweg. Dies geschieht längerfristig und kontinuierlicher.

Makrosystem

„Der Begriff Makrosystem bezieht sich auf die grundsätzliche formale und inhaltliche Ähnlichkeit der Systeme niedrigerer Ordnung (Mikro-, Meso- und Exo-System), die in der Subkultur oder der ganzen Kultur bestehen oder bestehen können, einschließlich der ihnen zugrunde liegenden Weltanschauungen und Ideologien." (Bronfenbrenner 1981, S. 42) Das Makrosystem ist demnach das allumfassende System und beinhaltet alle anderen Systeme. Es inkludiert demnach die Gesamtheit aller Beziehungen, die sich mittelbar oder unmittelbar auf die Pflegekraft (oder den Pflegebedürftigen) auswirken. Spätestens hier ist der Schritt vom Interaktiven Reasoning zum Systemischen Reasoning vollzogen.

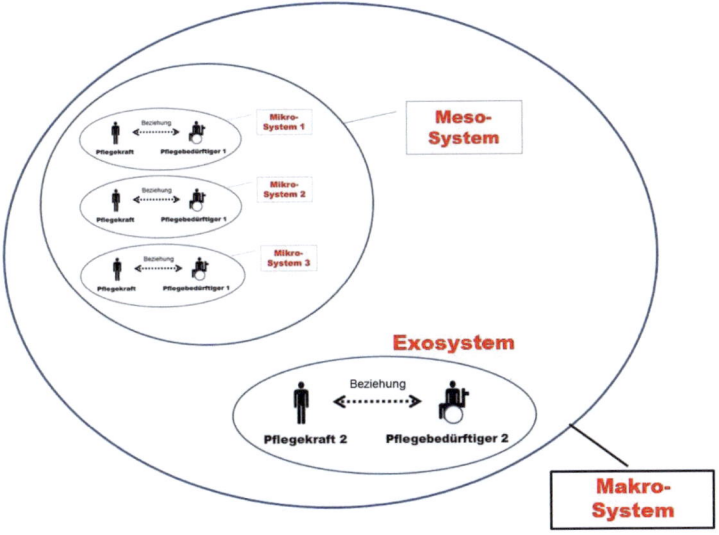

Abbildung 17: Makrosystem in der Pflege

5 Situated Clinical Decision-Making Framework

Im Jahre 2009 stellten Mary Gillespie und Barbara L. Paterson ein Modell zur klinischen Entscheidungsfindung unter der Bezeichnung „Situated Clinical Decision-Making Framework" (SCDMF) vor, welches dazu beitragen soll, vor allem Neulingen (Novizen) im Pflegeberuf Hilfestellung zu geben.

„The Situated Clinical Decision-Making Framework is presented for use by educators and novice nurses to support development of clinical decision-making. It provides novice nurses with a tool that

- (a) assists them to make decisions;
- (b) can be used to guide retrospective reflection on decision-making processes and outcomes;
- (c) socializes them to an understanding of the nature of decision-making in nursing
- (d) fosters the development of their knowledge, skill and confidence as nurses." (Gillespie und Paterson 2009, S. 164).

Das Modell beinhaltet dabei folgende Komponenten:

- Kontext   (Context)
- Fundamentale Wissensbereiche   (Foundational Knowledge)
- Entscheidungsprozess   (Decision-Making Process)
- Denken   (Thinking [Prozess])

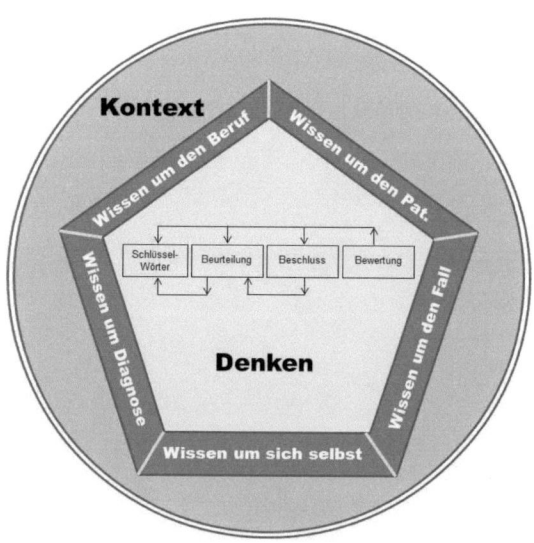

Abbildung 18: Modell des Situated Clinical Decision-Making Framework (modifiziert, angelehnt an Gillspie und Paterson 2009, S. 165).

Pflege findet nach diesem Modell nicht linear und abschließend statt, sondern mittels Rückkopplungen. (Gillspie und Paterson 2009, S. 165).

5.1 Kontext   (Context)

Als „Context" sind alle äußeren Bestimmungsfaktoren auf Mikro-, Meso- und Makroebene gemeint, die das Pflegesetting und damit den Entscheidungsprozess beeinflussen. Gillspie und Paterson (2009) nennen hierfür soziale, kulturelle, politische, ideologische, ökonomische, historische, zeitliche und physische Faktoren. Eingebettet in diese Umgebung steht ein Bezugsrahmen (Frame) des Wissens.

5.2 Fundamentale Wissensbereiche   (Foundational Knowledge)

Das eigentliche Frame wird aus mehreren, sogenannten fundamentalen Wissensbereichen gebildet.

Diese Wissensbereiche teilen sich auf in (Gillspie und Paterson 2009):
- Wissen um den Beruf   (Knowing the Profession)
- Wissen um sich selbst   (Knowing the Self)
- Wissen um den Fall, die Person (Knowing the Person)
- Wissen um den Patienten   (Knowing the Patient)
- Wissen um die Diagnose   (Knowing the Case)

Wissen um den Beruf   (Knowing the Profession)

Um richtige Entscheidungen treffen zu können ist es wichtig, die jeweiligen Pflegemaßnahmen und deren Wirkungsweise zu kennen. Ebenso die exakte und korrekte Durchführung der Pflegeinterventionen sowie gegebenenfalls die haus- oder pflegedienstinternen Standards routiniert und gezielt anzuwenden. Das von Gillspie und Paterson geforderte Wissen um den Beruf kann folglich mit „Fachwissen" oder „Fachkompetenz" gleichgesetzt werden.

Wissen um sich selbst (Knowing the Self)

Unter diesem Teil des Frameworks ist die personale und soziale Kompetenz der Pflegekraft zu verstehen. Sie sollte reflektiert arbeiten, über ausreichend ausgeprägte „Soft Skills" und Erfahrungen über sich selbst verfügen, stets bemüht sein als Person sich weiter zu entwickeln und zu wachsen.

Wissen um den Fall, die Person (Knowing the Person)

Mit dem Wissen um den Fall ist mehr das Wissen um die Person des Pflegebedürftigen gemeint. In der Altenpflege nimmt die biographieorientierte Pflege einen breiten Raum ein. Genau diese Biographieorientiertheit ist hierunter zu verstehen. Der Pflegebedürftige hat demnach eine Lebensgeschichte, vielleicht bereits andere Lebensereignisse (kritische, normative, ebenso wie unkritische, nichtnormative) erfolgreich gemeistert und verfügt über eine Sammlung von Bewältigungsstrategien (Copings), die die Pflegekraft im Rahmen der Pflege nutzen und einsetzen kann.

Wissen um den Patienten (Knowing the Patient)

Nachdem die Pflegekraft die Biographie des Pflegebedürftigen kennt, ist es natürlich wichtig, den Menschen als Patienten, als Pflegebedürftigen und Hilfesuchenden zu kennen. Im Pflegesetting stellen sich nun die Fragen: Welche Pflegeprobleme liegen vor? Wie geht der Pflegebedürftige mit diesen Problemen aktuell um? Welche Einschränkungen erlebt er? Welches Verhalten zeigt er und welche Ressourcen nutzt er bzw. kann er nutzen?

Wissen um die Diagnose (Knowing the Case)

Während es beim Frame „Wissen um den Beruf" mehr um das berufliche Handeln und die Pflege geht, soll das Wissen um die Diagnose eher den medizinisch-naturwissenschaftlichen Part abdecken. Daher sind hier die Wissensgebiete Anatomie, Ätiologie und Pathologie einer Erkrankung und somit nicht die Pflegediagnose sondern die medizinische Diagnose im Vordergrund.

5.3 Entscheidungsprozess (Decision-Making Process)

Der Entscheidungsprozess selbst ist ein kybernetischer Prozess mit Rückkopplungseffekten.

Zunächst läuft er linear, anschließend mit Rückkopplungen ab und beinhaltet die Elemente:

- Schlüsselwörter   (Cues)
- Beurteilung   (Judgement)
- Beschluss   (Decision)
- Bewertung   (Evaluation)

Schlüsselwörter   (Cues)

„Clinical decision-making processes are triggered by recognition of a cue from the patient." (Gillspie und Paterson 2009, S. 167) Dabei können „Cues", also Schlüsselworte, in vielfältiger Art und Weise auftreten. Es können Beobachtungen und Messwerte, die die Pflegekraft erhebt genauso sein, wie Aussagen, Antworten oder ein (bestimmtes) Verhalten, das der Pflegebedürfte zeigt. Gillspie und Paterson (2009) rechnen auch die Intuition der Pflegekraft den Cues zu.

Beurteilung   (Judgement)

Aufbauend auf der Erhebung der Schlüsselworte (Cues, Keywords) beurteilt die Pflegekraft das Pflegesetting und den darin befindlichen Pflegebedürftigen, seine Probleme und möglichen Maßnahmen. Dabei stellen sich Fragen wie: Werden weitere Informationen benötigt? Welche Folgen können sich (für den Pflegebedürftigen) ergeben? (Gillspie und Paterson 2009) Wer sollte noch hinzugezogen werden (Multigrade Clinical Reasoning)?
Fragen, die dabei auf eine weitere Datenerhebung abzielen implizieren hier bereits die erste Rückkopplung zu den gesammelten Cues.

Beschluss   (Decision)

Nächster Schritt und gleichzeitig nächster Feedbackloop ist der Beschluss, der sich aus der Bewertung der Schlüsselworte ergibt. Nun entscheidet sich die Pflegekraft für ein bestimmtes Vorgehen und leitet schließlich entsprechende Pflegemaßnahmen ein.

Bewertung   (Evaluation)

Die Bewertung (Evaluation) bewertet retrospektiv alle vorgenannten Schritte sowie das Resultat (Outcome des Pflegebedürftigen). Aus dieser Bewertung ist sowohl die Erreichung der gesetzten Pflegeziele ersichtlich als auch die Erkenntnis, dass im weiteren mehr oder andere Daten und Informationen notwendig sind, Beurteilungen und Beschlüsse aufrecht erhalten bleiben oder modifiziert werden müssen.

5.4 Denken   (Thinking [Prozess])

Der Entscheidungsprozess (Decision-Making Process) wird eingerahmt von fundamentalen Wissensbereiche (Foundational Knowledge) (Gillspie und Paterson 2009) und „umspült" vom Denken. Dabei haben die einzelnen Wissensbereiche nicht immer gleichstarken Einfluss – teils mehr, anschwellend, teils weniger, abschwellend, so dass man sich den eigentlichen Entscheidungsprozess als „Insel im Strom des Denkens" vorstellen kann. Da das Denken einen ganz entscheidenden Einfluss auf die Entscheidungen hat, können unterschiedliche Pflegekräfte unter Umständen auch auf unterschiedliche Lösungen kommen bzw. die heute getroffene Lösung, trotz gleicher Sachlage später anders getroffen werden. (Panta rei – alles ist im Fluß!).

6 Formen des Clinical Reasoning

In der englischsprachigen, wie auch seit einigen Jahren in der deutschsprachigen Literatur zum Thema Clinical Reasoning, werden unterschiedliche Formen des Clinical Reasoning unterschieden. Die Pflegekraft kann sich im CRA-Prozess dieser unterschiedlichen Formen bedienen und, je nach Problemlage die entsprechend passende Nutzen. In der Realität wird die Pflegekraft immer möglichst mehrere CR-Formen zur letztlichen Entscheidungsfindung heranziehen. Die Bezeichnungen variieren dabei innerhalb der Literatur und divergieren von vier Formen (nach Mattingly und Fleming 1994) bis zu sieben Formen (nach Higgs und Jones 2000).

Im Folgenden, wie auch bereits weiter oben, wird die Einteilung nach Feiler (2003) verwendet:
- Scientific Reasoning
- Interaktives Reasoning
- Konditionales Reasoning
- Narratives Reasoning
- Pragmatisches Reasoning
- Ethisches Reasoning

(Feiler 2003, S. 4)

6.2 Scientific Reasoning

Unter der Bezeichnung "Scientific Reasoning" ist eine wissenschaftliche Herangehensweise, ein wissenschaftliches Begründen zu verstehen. Für diese CR-Form werden in der Literatur auch die Begriffe „Diagnostisches Reasoning", „Prozedurales Reasoning" oder „Prädiktives Reasoning" verwendet. (Burtchen (3) 2007 / Feiler 2003) Im Kern ist gemeint, dass die Verbindung von theoretischem Wissen aus unterschiedlichen Wissenschaftsbereichen mit dem Erfahrungswissen der Pflegekraft zur Erkenntnis und schließlich zur Entscheidungsfindung herangezogen wird. Im Scientific Reasoning ist die Denkstruktur bestimmt durch logisches, sachliches Denken. Es werden zunächst möglichst alle notwendigen Informationen gesammelt, wobei primär das pflegerische Wissen sowie Kenntnisse aus Medizin, Anatomie, Ätiologie und Pathologie einbezogen werden. Das Denken und Handeln ist von pflegerischen Modellen und Konzepten ebenso bestimmt, wie von einer wissenschaftlichen Vorgehensweise. Dies führt zum „systematischen Erkennen der durch die Krankheit und Behinderung entstandenen Probleme des (…) (Pflegebedürftigen)." (Feiler 2003, S. 12) Anschließend werden die Pflegeziele formuliert und Pflegemaßnahmen ausgewählt. Im Vordergrund steht eher eine biomedizinische Sichtweise. Für Pflegekräfte, die erst über eine kurzfristige Berufserfahrung verfügen (Novizen) stellt das Scientific Reasoning häufig die erste Form der Entscheidungsfindung im CR-Prozess dar. Grund hierfür ist, dass es aufgrund der Berufsausbildung gewohnt ist, so zu denken und wissenschaftlich-naturwissenschaftlich das Handeln zu begründen. Feiler (2003) begründet dies dadurch, dass wissenschaftliches Begründen (hypothetisch-deduktives Begründen) Formen des Denkens darstellen, „die uns aufgrund unserer schulischen Ausbildung bekannt sind. Sie beschreiben einen Prozess, bei dem eine Person, die sich eingehend mit einem Thema beschäftigt hat, eine Frage über einen Aspekt der Thematik stellt. Diese Frage wird aufgegriffen, sie wird präzisiert, und mögliche Antworten werden als Hypothesen formuliert." (Feiler 2003, S. 17) Angewandt auf die Altenpflege ist „Scientific Reasoning (…) die möglichst umfassende und kreative Erfassung des Problemfeldes eines (…) (Pflegebedürftigen) durch logisches und sachliches Denken." (Burtchen (3) 2007, S. 10)

6.2 Interaktives Reasoning

Im Interaktiven Reasoning wird das Denken, Entscheiden und Verhalten der Pflegekraft durch Gefühle, Wahrnehmungen und Beobachtungen bestimmt. Es wird versucht zu verstehen, wie Krankheit und Behinderung, letztlich also die Pflegebedürftigkeit, den Pflegebedürftigen trifft und wie die Pflegekraft dem dadurch entgegen treten kann, dass sie ihn als individuelle Persönlichkeit behandelt. In der Interaktion nimmt die Pflegekraft die Äußerungen des Pflegebedürftigen sowohl verbal als auch nonverbal wahr. Hierfür sind professionelle Kenntnisse zur Wahrnehmung der „nichtsprachlichen

Äußerungsanteile, Kopfhaltung und -bewegung, Gesichtsausdruck, Augenbewegungen, die Körperorientierung im Raum sowie die sogenannte Proxemics (Positionierung im Raum)" (Burtchen (3) 2007, S. 11) von Bedeutung. Die Pflegekraft kann ihre Fähigkeiten im Interaktiven Reasoning dadurch verbessern, indem sie ihre Beobachtungs- und Wahrnehmungsfähigkeiten trainiert und sich reflektiert auch selbst beobachtet. Diese Kompetenzen in Selbst- und Fremdwahrnehmung steigen im Verlauf der fortschreitenden Expertise. Interaktives Reasoning ist durch ein systemisches Denken zu verstehen: „Wird ein Teil des Systems in eine andere Position gebracht, kommen auch alle anderen Teile mit in Bewegung. Ziel ist es dabei, die Aktivität des (…) (Pflegebedürftigen) zu veranlassen." (Burtchen (3) 2007, S. 11) Hierfür muss die Pflegekraft Vertrauen und Optimismus ausstrahlen und den Pflegebedürftigen in seinem Person-sein annehmen und akzeptieren, was durch den gezielten Einsatz von sozialer Kompetenz, insbesondere Kommunikationsfähigkeit erreicht wird. Interaktives Reasoning (als Mikro-Ebene) korrespondiert mit Sozialem Reasoning (als Meso-Ebene) und stellt letztlich eine Form des Systemischen Reasoning (als Makro-Ebene) dar.

6.3 Konditionales Reasoning

Konditionales Reasoning könnte man kurz gefasst mit „Um-zu-Argumentieren" umreißen. Es bildet sich hierbei im Pflegesetting ein starker zukunftsgerichteter Aspekt heraus, der in der momentanen Ausgangslage verwurzelt, den Pflegebedürftigen zu Aktivitäten anspornt, die zur Steigerung der Befindlichkeit in der Zukunft beitragen. In der Altenpflege können dabei natürlich weniger langfristige Ziele als beispielsweise in anderen Pflegebereichen (Krankenpflege, Kinderkrankenpflege) oder der Rehabilitation im Vordergrund stehen. In den Bereich des Konditionalen Reasoning können sämtliche Maßnahmen zur Rehabilitation, Prävention und Prophylaxe eingeordnet werden. Die Pflegekraft achtet dabei aus „Weil"-Begründungen und „Um-zu"-Äußerungen seitens des Pflegebedürftigen. „Zur Situationsanalyse gehört z. B. der sensomotorische, kognitive und psychische Status des (…) (Pflegebedürftigen). (Die Pflegekräfte) (…) sind in der Lage, dann die Handlungsanteile einer Aktivität zu bestimmen, die Voraussetzungen dafür festzustellen und erwünschte Verhaltensweisen zu stimulieren bzw. unerwünschte zu reduzieren. (…) Es handelt sich also um ein intentionales Vorgehen, das bewusste Gerichtetsein auf etwas, das man erreichen will. Diese Intentionalität kann in verschiedene Komponenten gegliedert werden, und zwar in eine zurückführende, eine herauslockende, eine geteilte und eine unabhängige Komponente." (Burtchen (3) 2007, S. 13) Als Denkprozesse nutzt die Pflegekraft dabei vor allem Imagination und Interpretation (Mattingly und Fleming 1994) In diesem, sehr komplexen Denken, werden in der Vorstellung (Imagination) Vergangenheit, Gegenwart und Zukunft vereinigt, Erklärungen gefunden (interpretiert) und Zusammenhänge hergestellt. (Klemme und Siegmann 2006).

6.4 Narratives Reasoning

Das Narrative Reasoning bezieht sich auf die Form, wie die Pflegekraft mit dem Pflegebedürftigen redet, ins Gespräch kommt und die daraus entstehende (n) Geschichte (n). „Mittels narrativer Methoden, also der Befragung, versuchen (…) (die Pflegekräfte) für die Therapie relevante Ereignisse im Lebenslauf aufzudecken, Motivationslagen (…) herauszufinden und diese in Beziehung zu dem jetzt eingetretenen Zustand zu setzen." (Klemme und Walkenhorst 2003, S. 8) Es werden somit Informationen genutzt, die über Geschichte und Geschichten vermittelt werden, die der Pflegebedürftige mitbringt (Biographie), die im Pflegesetting in der Interaktion entstehen – aber auch im Team diskutiert und ausgetauscht werden.

Auf den Pflegebereich übertragen stellen sich folgende Fragen:
- Welche Geschichte hat der Pflegebedürftige?
- Welche Geschichte erzählt er?
- Welche Geschichten berichten die Pflegekräfte, Therapeuten, Angehörigen und die Mitbewohner im stationären Bereich?
- Wie gestaltet sich die gemeinsame Geschichte im Pflegesetting?

(Burtchen (3) 2007)

Bei der Geschichte des Pflegebedürftigen geht es nicht nur um die reinen Daten, wie sie aus einem Lebenslauf entnehmbar sind sondern vielmehr neben der noopsychischen Biographie (Was hat der Pflegebedürftige getan?) auch die thymopsychische Biographie (Was hat der Pflegebedürftige gerne getan?) verbunden mit dem individuellen Erinnern. Daher fließen immer auch Emotionen des Erzählenden und dessen subjektive Bewertung mit ein. Wurde ein Lebensereignis positiv bewältigt, kann die Retrospektive anders ausfallen, die Geschichte anders (emotional anders gefärbt, unter Verwendung anderer Worte) erzählt werden als dies beim Versagen von Copings der Fall sein kann. Die Pflegekraft kann – verwendet sie beispielsweise das Modell der fördernden Prozesspflege nach Monika Krohwinkel – durch das Narrative Reasoning zahlreiche Informationen für das AEDL 13 (Mit existentiellen Erfahrungen des Lebens umgehen können) gewinnen und hierdurch eine biographie- und bewohnerorientierte Pflege anbieten.

Neben den Geschichten der Pflegebedürftigen gehen auch die der Pflegekräfte in den CRA-Prozess ein. „Dies können Beispiele von ähnlichen situationen bei anderen (…) (Pflegebedürftigen) oder bei sich selbst sein. (…) (Pflegekräfte) erzählen jedoch auch Geschichten über ihre (…) (Pflegebedürftigen. Beispielsweise bei Teambesprechungen oder im austausch mit Kolleginnen und Kollegen (…)." (Burtchen (3) 2007, S. 15)

Neben dem Interaktiven Reasoning verlangt somit auch das Narrative Reasoning hohe Kompetenzen im Bereich der Kommunikation und Gesprächsführung. Dabei dürfen die Geschichten nicht als Checkliste abgefragt werden sondern vielmehr aus dem Kontext heraus entstehen. Narratives Reasoning ist „mit der Fähigkeit verbunden zu entscheiden, in welcher Form und zu welchem Zeitpunkt, welche Fragen in ein Gespräch einfließen können." (Klemme und Walkenhorst 2003, S. 8)

6.5 Pragmatisches Reasoning

Im Pragmatischen CR-Prozess vergegenwärtigt sich die Pflegekraft das (tatsächlich) Machbare, Praktizierbare und Praktikable. Es geht dabei um Fragen der Allokation von Zeit, Ressourcen und Hilfsmittel ebenso, wie um das Nachdenken, ob genügend Platz, ein geeigneter Raum vorhanden ist, gesetzliche Rahmenbedingungen beachtet oder organisatorische, wirtschaftliche oder ökonomische Vorgaben berücksichtigt werden müssen. „Pragmatisches Reasoning ist somit auf den Nenner zu bringen, das Machbare und die Grenzen des Machbaren zu erkennen, aber gleichzeitig die Fantasie und Kreativität zu entwickeln, um möglichst das zu machen, was man für (...) (pflegerisch) notwendig hält." (Klemme und Walkenhorst 2003, S. 10) Das Pragmatische Reasoning findet im derzeitigen gesundheitspolitischen Kontext (leider derzeit) häufig Anwendung, da die Pflege von wirtschaftlichen Faktoren bestimmt wird (MDK, GKV und Pflegekasse).

6.6 Ethisches Reasoning

Als weitere Form des Clinical Reasoning wird das Ethische Reasoning, welches sich durch Einstellungen, Haltungen und Werte ausdrückt, beispielsweise bei Feiler (2003) genannt. Die Pflegekraft muss hierzu die Fähigkeit besitzen, sowohl ihre eigenen Werte und Überzeugungen zu kennen, als auch mit denen des Pflegebedürftigen umgehen und letztlich zum Wohl des Pflegebedürftigen ethisch (moralisch) richtige Entscheidungen zu treffen. Gerade in der Altenpflege, deren Spektrum vom betagten, aber körperlich und geistig weitgehend unbeeinträchtigten Menschen bis zum Bereich der Palliativpflege und Hospizarbeit geht, ist ethisches Denken und Handeln gefragt. Unter dem Begriff „Ethik" ist die wissenschaftliche „Reflexion moralischer Wertvorstellungen und Handlungsweisen" (Wiemeyer-Faulde 2003, S. 10) zu verstehen.

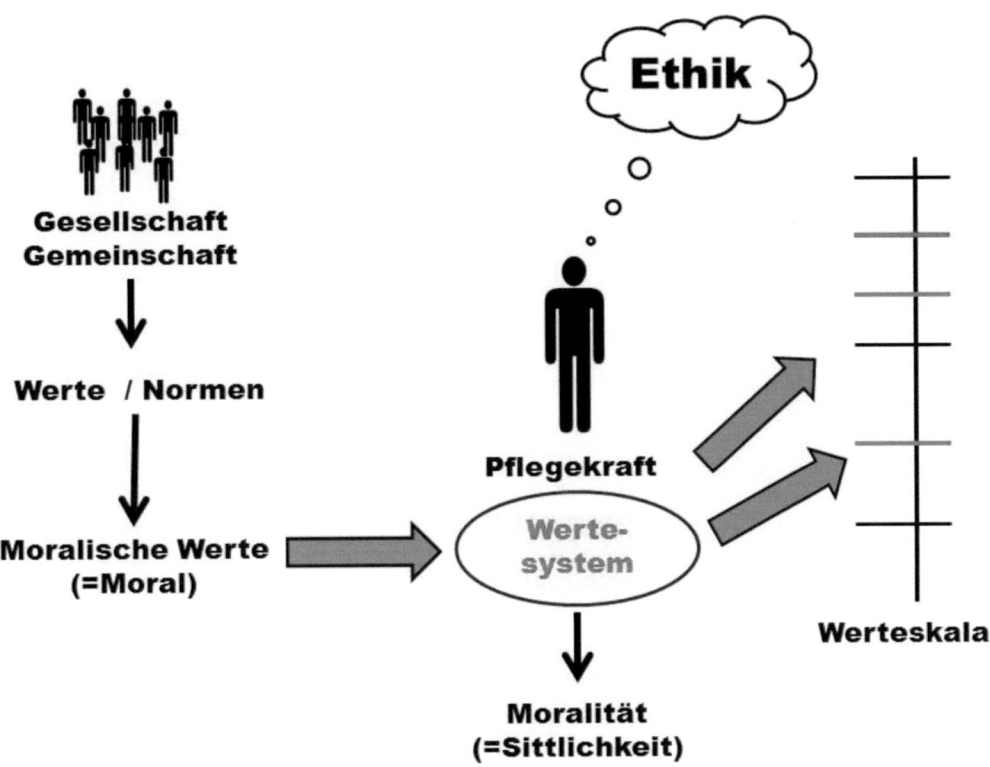

Abbildung 19: Zusammenhang Moral, Moralität und Ethik

Die Pflegekraft handelt nach Wiemeyer-Faulde (2003) ethisch, wenn:
- sie die Bereitschaft zeigt, sich in die Lage des anderen zu versetzen
- die Folgen der eigenen Handlungsweise beachtet und
- ihr Urteil unparteilich bildet.

(Wiemeyer-Faulde 2003)

Um dem Anspruch „Salus et voluntas aegroti suprema lex" (Die Gesundheit und der Wille des Patienten sind das oberste Gebot) weitgehend gerecht zu werden, haben sich im medizinischen Bereich die vier Prinzipien der mittleren Reichweite (Prima facie [lat. „auf den ersten Blick" bedeutet „bis auf Widerruf"]) herausgebildet.

Diese vier Prinzipien sind:
- Autonomie

  Respekt vor der freien Entscheidung des Pflegebedürftigen.
- Nil nocere   (auch non nocere, nihil nocere oder non maleficence)

  Nichtschadensprinzip: Vermeidung von Schaden und Leid am Pflegebedürftigen.
- Beneficence

  Fürsorgeprinzip: Orientierung am Wohlbefinden des Pflegebedürftigen.
- Justice

  Gerechtigkeit, Gleichheitsgrundsatz: Gleiche Fälle sind gleich zu behandeln. Es ist kein Pflegebedürftiger zu vernachlässigen oder einem anderen vorzuziehen.

Gelegentlich finden sich weitere Prinzipien in der Literatur, die der Arzt ebenso beachten soll und auch für die Pflegekraft einen Anhaltspunkt gibt:
- Wahrhaftigkeits-, Vertrauens- und Treueprinzip

  Ehrlichkeit zum Pflegebedürftigen sowie Wahrung der persönlichen Vertrauensstellung
- Verschwiegenheitsprinzip

  Keine Weitergabe von Informationen an Dritte   (Leher und Löffler 2002)
- Prinzip des Respekts

  Dieses Prinzip besagt, „dass (…) (die Pflegekraft) die individuellen Werte der (…) (Pflegebedürftigen) berücksichtigen muss. Jeder Mensch soll als einzigartiges Individuum behandelt werden, dessen Würde zu bewahren ist." (Beushausen 2009, S. 21).
- Prinzip der Professionalität

  Streben nach professioneller Kompetenz. „Der amerikanische Ethikkodex (Code of Ethics, American Speech-Language-Hearing Association [ASHA], 2003) nennt ein weiteres Prinzip: das Prinzip des Strebens nach professioneller Kompetenz. (…) (Pflegekräfte) sind demnach verpflichtet, stets das höchste Niveau ihrer professionellen Kompetenz zu erhalten und weiterzuentwickeln." (Beushausen 2009, S. 21)

Im direkten Bereich der Pflege gibt der „ICN-Ethikkodex für Pflegende" weitere moralische Anhaltspunkte.

Dieser besagt bereits in seiner Präambel, dass Pflegende vier grundlegende Aufgaben haben:
- Gesundheit zu fördern
- Krankheit zu verhüten
- Gesundheit wiederherzustellen und
- Leiden zu lindern.

Um diese ethisch auszuüben verweist der ICN-Ethikkodex auf vier Grundelemente ethischer Verhaltensweisen für Pflegekräfte:
- Pflegende und ihre Mitmenschen
  „Die grundlegende berufliche Verantwortung der Pflegenden gilt dem pflegebedürftigen Menschen." (ICN 1953/2010, S. 2)
- Pflegende und ihre Berufsausübung
  „Die Pflegende ist persönlich verantwortlich und rechenschaftspflichtig für die Ausübung der Pflege, sowie für die Wahrung ihrer fachlichen Kompetenz durch kontinuierliche Fortbildung. Die Pflegende achtet auf ihre eigene Gesundheit, um ihre Fähigkeit zur Berufsausübung zu erhalten und sie nicht zu beeinträchtigen." (ICN 1953/2010, S. 2)
- Pflegende und die Profession
  „Die Pflegende wirkt aktiv bei der Weiterentwicklung der wissenschaftlichen Grundlage der Profession mit." (ICN 1953/2010, S. 3)
- Pflegende und ihre Kollegen
  „Die Pflegende greift zum Schutz des (…) (Pflegebedürftigen) ein, wenn sein Wohl durch einen Kollegen oder eine andere Person gefährdet ist." (ICN 1953/2010, S. 3)

Für das Ethische Reasoning kann die Pflegekraft das „Ethische Problemlösungsmodell in sieben Schritten" nach Marckmann und Heinrich nutzen um ihre Entscheidungen daran auszurichten. (Marckmann und Heinrich 2001) Das hier vorgestellte Konzept entspricht einer Weiterentwicklung (Wiemeyer-Faulde 2003) und einer Anpassung an das Pflegesetting.
Die Pflegekraft soll sich dabei im CRA-Prozess folgende Fragen stellen:

1.) Was sind die pflegerischen Aspekte des Falls?
 [- Welche Informationen liegen vor?
 - Welche Handlungsmöglichkeiten stehen zur Verfügung?
 - Was sind die Chancen und Risiken der Pflegeintervention?]

2.) Welche Verpflichtungen bestehen gegenüber dem Pflegebedürftigen?
 [- Welche Pflegemaßnahmen fördern am besten das Wohl des Pflegebedürftigen??
 - Welche Ziele haben Vorrang, wenn nicht alle erreicht werden können? (Hier spannt sich der Bogen zum Pragmatischen Reasoning und fordert eine Priorisierung der Ziele)
 - Welche Maßnahmen bevorzugt der Pflegebedürftige
 - Welche Werte, Normen und Überzeugungen sind für den Pflegebedürftigen bedeutsam?]

3.) Welche Verpflichtungen bestehen gegenüber Dritten?
 [- Verpflichtungen gegenüber Familienangehörigen?
 - Verpflichtungen gegenüber anderen Pflegebedürftigen?
 - Verpflichtungen gegenüber Krankenversicherung, Gesellschaft?]

4.) Konvergieren die Verpflichtungen oder stehen sie im Konflikt zueinander?
 [- Welche Verpflichtungen konvergieren?
 - Welche Verpflichtungen stehen in Konflikt zueinander?
 (Bei Schritt 4 geht es nun um die eigentliche Entscheidungsfindung)

5.) Worin besteht der stärkste Einwand gegen die ausgewählte Vorgehensweise?

[„Schritt 5 dient der Überprüfung der, in Schritt 4 getroffenen Entscheidung. Es geht darum, sich Einwände gegen die gefundene Position klar zu machen und zu überprüfen, ob das eigene Urteil einer kontroversen Diskussion standhalten würde" (Wiemeyer-Faulde 2003, S. 45)]

6.) Wie hätte der ethische (moralische) Konflikt verhindert werden können?

[„Schritt 6 weist bereits auf den einzelnen Fall hinaus und versucht, Lehren aus dem Fall für zukünftige Vorgehensweisen zu ziehen." (Wiemeyer-Faulde 2003, S. 46)]

7.) Ethische Systematisierung und Vertiefung des Konflikts

[„Schritt 7 geht noch einen Schritt weiter zur Verallgemeinerung des Falls, indem wichtige Elemente der ethischen Entscheidung noch einmal bewusst gemacht werden und so zur Grundlage zum Aufbau ethischer Beurteilungskompetenz dienen. (Wiemeyer-Faulde 2003, S. 46)]

(Marckmann und Heinrich 2001 / Wiemeyer-Faulde 2003)

Hiemetzberger (2010) gibt auf Basis von Pieper (2007) sechs mögliche Begründungen für moralische Entscheidungen, die auch durch die Pflegekraft herangezogen werden kann, um im CRA-Prozess Ethisches Reasoning anzuwenden: „Für die Begründungen moralischer Handlungen werden in der Alltagspraxis vom Einzelnen „gute" Gründe herangezogen, die seinem moralischen Urteil standhalten sollen." (Hiemetzberger 2010, S. 16).

Sechs Klassen von Begründungsstrategien nach Pieper (2007):

- Bezugnahme auf ein Faktum

  „(…) Wenn Menschen behindert, blind und hilflos oder in Not geraten sind, ihnen zu helfen) Als nicht moralisch gerechtfertigt gelten Vorurteile, mangelnde Wertschätzung und Diskriminierung anderer Menschen." (Hiemetzberger 2010, S. 16).

- Bezugnahme auf Gefühle

  Gefühle können genannt werden, sind meist aber nicht ausreichend um moralische (ethische) Entscheidungen zu treffen (z. B. Sympathie als Begründung um etwas (Gutes) zu tun).

- Bezugnahme auf mögliche Folgen

  „"Der Zweck heiligt die Mittel". Dies kann als Rechtfertigung dann nicht genügen, wenn beispielsweise zwar Leid vermieden wird, die Mittel dafür aber einen niedrigen moralischen Wert darstellen" (Hiemetzberger 2010, S.16)

- Bezugnahme auf einen Moral- / Ethikkodex

  (z. B. ICN-Ethikkodex, Prinzipien mittlerer Reichweite)

  Die in solchen Kodizes anerkannten Werte und Normen sind nicht immer ausreichend und bedürfen einer Hinterfragung, da diese nicht immer universal gültig sind. (Hiemetzberger 2010)

- Bezugnahme auf moralische Kompetenz

  Diese Bezugnahme muss in zweierlei Hinsicht kritisch betrachtet werden: Beim Bezug auf die eigene Kompetenz ist zu überlegen, ob diese tatsächlich gegeben ist und auch ausreicht. In Bezug auf die Kompetenz einer Autorität ist zu sagen, dass sich niemand seiner persönlichen Verantwortung entziehen kann, indem er auf jemand anderen verweist.

- Bezugnahme auf das Gewissen

  „"Weil es mir mein Gewissen so befiehlt" gilt als eine generell anerkannte Form der Begründung. Es fordert uns auf, dem Urteil der eigenen Vernunft zu folgen und das Gute zu tun." (Hiemetzberger 2010, S. 17) Das Gewissen wird durch Kultur und Erziehungsprozesse gebildet und ist somit u. a. historisch und soziologisch abhängig, was das Gewissen fehlbar und somit nicht immer für ethische Entscheidungen legitimierbar macht.

6.7 Weitere CR-Formen

In den obigen Ausführung zu den Formen des Clinical Reasoning wurde auf die Einteilung nach Feiler (2003) eingegangen. Higgs und Jones (2000) sowie Mattingly und Fleming (1994) hatten bereits ähnliche Einteilungen veröffentlicht, diese zum Teil allerdings anders benannt bzw. weniger (Mattingly und Fleming (1994) lediglich vier Formen) oder mehr (Higgs und Jones (2000) insgesamt sieben Formen) beschrieben. Darüber hinaus finden sich in der einschlägigen amerikanischen Literatur weitere CR-Formen, die nachfolgend nicht erschöpfend dargestellt sondern lediglich als Anriss skizziert werden.

Klemme und Siegmann (2006) haben diese CR-Formen tabellarisch gegenüber gestellt:

Feiler (2003)	Higgs und Jones (2000)	Mattingly und Fleming (1994)
Scientific Reasoning Durch fachliches Wissen bestimmtes Denken, sachliches Denken	**Diagnostic Reasoning** Zielt auf das Erkennen der Funktionseinschränkungen und Behinderungen und deren pathologischen Mechanismen ab	**Procedural Reasoning** Form des Reasoning, die dazu dient, die funktionellen Probleme des Pflegebedürftigen zu ermitteln und basierend darauf geeignete Pflegemaßnahmen auszuwählen
Konditionales Reasoning Durch das Vorstellungsvermögen der Pflegekraft geleitetes, zukunftsorientiertes Denken	**Predictive Reasoning** (auch: **Conditional Reasoning**) In die Zukunft, auf zu erwartende Pflegeergebnisse gerichtetes Denken	**Conditional Reasoning** Die physischen und persönlichen Probleme und Besonderheiten des Pflegebedürftigen werden in einem breiteren sozialen und zeitlichen Kontext betrachtet; sich ändernde Zustände werden mitbedacht und antizipiert

Ethisches Reasoning Durch Einstellungen, Haltungen und Werte bestimmtes Denken	**Ethical - pragmatic Reasoning** Führt zu Entscheidungen bez. Moralischen, politischen oder ökonomischen Dilemma	---
Progmatisches Reasoning Sachlich anwendungsbezogenes Denken, das auf den Kontext und die Rahmenbedingungen der Pflege gerichtet ist.		---
Interaktives Reasoning Durch Gefühle, Wahrnehmungen und Beobachtungen geleitetes Denken, das die Beziehung zwischen Pflegekraft und Pflegebedürftigen in den Fokus rückt	**Interactive Reasoning** Tritt auf, wenn der Dialog bzw. soziale Austausch im Pflegesetting benutzt wird, um den Pflegeprozess zu verbessern oder zu erleichtern	**Interactive Reasoning** Tritt auf bei face-to-face-Begegnungen im Pflegesetting und hilft der Pflegekraft den Pflegebedürftigen als Person wahrzunehmen und zu verstehen
Narratives Reasoning Das Denken in und durch Geschichten	**Narrative Reasoning** Beinhaltet den Gebrauch von Geschichten („real-life-scenarios"), die vergangene und gegen-wärtige Pflegebedürftige betreffen, um das Pflegesetting zu bewältigen	**Narrative Reasoning** Geschichten werden benutzt, um den Kontext eines pflegerischen Problems zu erfassen und ein anschauliches Bild der Situation zu kreieren; vergangene Szenarien werden dabei auf neue Situationen übertragen
---	**Collaborative Reasoning** Bezieht sich auf die partizipative Entscheidungsfindung im Pflegesetting	---
---	**Teaching as Reasoning** Tritt auf, wenn Pflegekräfte Pflegebedürftige im Pflegesetting anleiten und Veränderungen in deren Verständnis oder Verhalten bewirken (möchten)	---

Tabelle 1: Übersicht über verschiedene Formen des Clinical Reasoning (angelehnt an Klemme und Siegmann 2006, S. 32-33)

6.7.1 Diagnostisches Reasoning (Diagnostic reasoning)

Im diagnostischen Reasoning sind vor allem die Fähigkeiten der Pflegekraft gefragt, zu entscheiden, welche diagnostischen Mittel und Maßnahmen notwendig sind und wie diese effektiv eingesetzt werden. Die erhobenen Daten werden interpretiert, erste Hypothesen gebildet und die Daten so organisiert, dass sie für die Pflege relevanten Problemen zugeordnet werden können (Klemme und Walkenhorst 2003).

Laut Rogers und Holm (1991) ist das diagnostische Reasoning durch folgende zwei Elemente gekennzeichnet:

- Problembewusstsein
- Problemdefinition

Problembewusstsein:

Die Pflegekraft benötigt hier ein Bewusstsein sowohl für die allgemein vorhandenen Probleme (beispielsweise welche Probleme allgemein bei einem Schlaganfall-Patienten vorliegen), als auch für spezifische Probleme (auf den speziellen Pflegebedürftigen zugeschnittene Pflegeprobleme).

Problemdefinition

Nach Datenerhebung und -evaluation ist es wichtig, dass die Pflegekraft die Pflegeprobleme herausarbeitet und sich den Pflegediagnosen widmet. Medizinische Diagnosen können hierzu hilfreich sein, allerdings können medizinische Probleme nicht durch pflegerische Maßnahmen beeinflusst werden.

Rogers und Holm (1991) haben den Prozess im Diagnostischen Reasoning in einem Vier-Stufen-Modell beschrieben:

- Wahrnehmung / Hinweise erhalten
- Mustererkennung
- Hypothesengeneration
- Hinweisüberprüfung

Zusammenfassend ist das Diagnostische Reasoning dem Scientific Reasoning gleichzusetzen. Es steht dabei die Ermittlung der richtigen pflegerischen Diagnose im Vordergrund. „Primär müssen dafür die biomedizinischen Einflussfaktoren und deren zusammenwirken beleuchtet werden." (Klemme und Siegmann 2006, S. 33)

6.7.2 Prozedurales Reasoning (Procedural reasoning)

Im Prozeduralen Reasoning kommt laut Mattingly und Fleming (1994) vor allem das Fachwissen und das berufliche Erfahrungswissen der Pflegekraft zur Anwendung. Dieses Wissen wird dann auf den speziellen Fall übertragen und angewandt. Es entspricht somit dem Scientific oder Diagnostic Reasoning. „Prozedurales Reasoning (...) umfasst das wissenschaftlich-analytische Denken, (...) sowie den Einbezug von Studien, Leitlinien und Standards in der evidenzbasierten Praxis." (Beushausen 2009, S. 18)

6.7.3 Prädiktives Reasoning (Predictive Reasoning)
auch
Prognostisches Reasoning (Prognostic Reasoning)

Mit dem Begriff „Predictive Resoning" bezeichnen Higgs und Jones (2000) eine CR-Form, die Feiler (2003) als Konditionales Reasoning beschreibt. Es handelt sich um ein, auf die Zukunft, auf zu erwartende Pflegeerfolge gerichtetes Denken und Argumentieren. Beushausen (2009) gibt hierfür die Bezeichnung **„Prognostisches Reasoning"**, meint aber im Kern das Gleiche: „"Prognostisches Reasoning" (...) meint das Erfassen der möglichen Krankheitsfolgen des (...) (Pflegebedürftigen) durch das Vorstellungs- und Interpretationsvermögen der (...) (Pflegekraft) die gedankliche Lösungen für mögliche Veränderungen der (...) (Pflegeprobleme) kreiert." (Beushausen 2009, S. 19) Die Pflegekraft stellt sozusagen eine Prognose zum Pflegeverlauf und zur Reaktion des Pflegebedürftigen auf die Pflegemaßnahmen.

6.7.4 Ethisch-Pragmatisches Reasoning   (Ethical-Pragmatic Reasoning)

Während Feiler (2003) beide Reasoning-Formen trennt, summieren Higgs und Jones (2000) Entscheidungen, die sowohl auf ethischen Erwägungen, als auch von Pragmatismus determiniert sind unter der Bezeichnung " Ethisch-Pragmatisches Reasoning".

6.7.5 Kollaboratives Reasoning   (Collaborative Reasoning)

Kollaboratives Reasoning bezieht sich auf die partizipative Entscheidungsfindung im Pflegesetting und setzt ein gewisses Maß an Interaktion voraus, weshalb es mit dem Interaktiven Reasoning assoziiert ist.

Für die Gestaltung der Beziehung zwischen Pflegekraft und Pflegebedürftigen können folgende vier Modelle herangezogen werden:
- Paternalistisches Modell
- Informatives Modell
- Interpretatives Modell
- Deliberatives Modell

Je nachdem wie die Pflegekraft „Kollaboration", also Zusammenarbeit für sich im Pflegesetting definiert, wählt sie bewusst oder unbewusst eines dieser vier Modelle.

Paternalistisches Modell

Handelt die Pflegekraft nach dem paternalistischen Modell so legt sie großen Wert auf ihre Fürsorgepflicht. Sie glaubt, dass sie weiß, was das Beste und das Richtige für den Pflegebedürftigen ist um Schaden von ihm abzuwenden und ihm gut tut. Sie agiert wie ein Vater (Pater) für „ihren" (den) Pflegebedürftigen. Die Kritik an dieser Vorgehensweise bezieht sich vor allem auf die fehlende Beachtung der Autonomie des Pflegebedürftigen. (Wiemeyer-Faulde 2003)

Informatives Modell

Das genau gegensätzliche Verständnis zum paternalistischen Modell stellt das informative Modell dar. In ihm wird fast ausschließlich die Autonomie des Pflegebedürftigen betont, während sich die Rolle der Pflegekraft darauf beschränkt notwendige pflegerelevante Informationen bereit zu stellen. Da die Pflegekraft als „Dienstleister" fungiert, wird dieses Modell aus Sicht des Pflegebedürftigen auch „Konsumentenmodell" genannt. (Wiemeyer-Faulde 2003) Die Kritik zielt hier auf die Frage ab, ob denn der Pflegebedürftige – auch wenn er alle Daten, Fakten und Informationen kennt – wirklich in der Lage ist, seine Pflegemaßnahmen wirklich selbst zu wählen und zu bestimmen da ihm die notwendige Pflegekompetenz fehlt.

Interpretatives Modell

Analog hierzu spielt auch im interpretativen Modell die Autonomie des Pflegebedürftigen eine entscheidende Rolle. Allerdings sieht die Pflegekraft hier die Qualität der Zusammenarbeit darin, dass der Pflegebedürftige (manchmal) Unterstützung braucht, um wirklich autonom entscheiden und handeln zu können. Daher versucht die Pflegekraft dem Pflegebedürftigen zu helfen, seine eigenen Wünsche, Ziele und Wertvorstellungen heraus zu arbeiten. „Dieses Modell scheint immer dort angebracht, wo sich der (...) (Pflegebedürftige) zwischen verschiedenen Alternativen entscheiden muss, die allein ihn betreffen, und er selbst noch keine ganz klare Vorstellung von seinen Präferenzen hat." (Wiemeyer-Faulde 2003, S. 31)

Deliberatives Modell

Im deliberativen Modell hilft die Pflegekraft dem Pflegebedürftigen die beste pflegerelevante Entscheidung zu treffen. Die Pflegekraft übernimmt die Rolle des Freundes, liefert sachliche Informationen und hilft zugleich dem Pflegebedürftigen, die relevanten Pflegeziele und -maßnahmen zu erkennen. (Wiemeyer-Faulde 2003)

Die nachfolgende Tabelle stellt die vier Modelle der Zusammenarbeit zwischen Pflegekraft und Pflegebedürftigen nochmals als Übersicht dar:

	Paternalistisch	Informativ	Interpretativ	Deliberativ
Rolle der Pflegekraft	Vormund	Kompetenter pflegerischer Ratgeber	Anwalt oder Ratgeber, zurückhaltend, bringt keine eigenen Ansichten mit	Freund
Aufgaben der Pflegekraft	Wohlbefinden fördern, unabhängig von den aktuellen Wünschen des Pflegebedürftigen die Pflege durchführen	Relevante Sachinformationen bieten, die vom Pflegebedürftigen gewählte Pflege durchführen	Werte und Wünsche des Pflegebedürftigen erläutern und interpretieren helfen, Sachinformationen geben, vom Pflegebedürftigen gewünschte Pflege durchführen	Wünschenswerte, richtige Werte und Wünsche benennen und ggf. davon überzeugen, eigene Präferenzen benennen, Sachinformationen geben, vom Pflegebedürftigen gewünschte Pflege durchführen
Mögliche Äußerungen der Pflegekraft	„Ich bin mir sicher, dass dies das Richtige ist!"	„Was das Beste für Sie ist, können nur Sie selbst entscheiden!"	„Ich kann Ihnen gern dabei helfen, heraus zu finden, was das Beste für Sie ist!"	„Wir sollten jetzt gemeinsam überlegen, was das Beste ist!"

Tabelle 2: Übersicht über die vier Modelle der Kollaboration (angelehnt an Wiemeyer-Faulde 2003, S. 33)

6.7.6 Teaching as Reasoning

Unter "Teaching as Reasoning" sind Hilfen zur Selbsthilfe, also Anleitung zur Bewältigung von Alltags- bzw. Pflegeproblemen zu verstehen. Diese, von Higgs und Jones (2000) beschriebene CR-Form tritt auf, wenn Pflegekräfte anleiten und somit Veränderungen im Verständnis oder Verhalten des Pflegebedürftigen bewirken (möchten). (Higgs und Jones 2000 / Klemme und Siegmann 2006)

6.7.7 Didaktisches Reasoning   (Didactic(al) Reasoning)

Didaktisches Reasoning beinhaltet den Bereich „Teaching as Reasoning", geht aber noch einen Schritt weiter: Es inkludiert nicht nur die Anleitung des Pflegebedürftigen sondern auch die generelle Weitergabe von Kenntnissen und Fertigkeiten. Es bezieht also auch die Ausbildung anderer Pflegekräfte mit ein. Um Didaktisches Reasoning in der Pflegepraxis umzusetzen stehen alle Arten des Lernens zur Verfügung, die eine Veränderung auf der behavioralen oder kognitiven Ebene bewirken. (Beushausen 2009)

6.7.8 Intuitives Reasoning

Zunächst in krassem Widerspruch zu den anderen CR-Formen steht das Intuitive Reasoning, da es, auf Intuition gegründet zunächst wenig Kognition vermuten lässt. Spätestens seit den Veröffentlichungen von Gerd Giegerenzer ist die Intuition mehr ins Blickfeld der Entscheidungsfindung gerückt. Giegerenzer geht davon aus, dass mittels Intuition – er nennt diese häufig „Bauchgefühle" ähnlich gute Entscheidungen getroffen werden können, als dies durch langes Nachdenken und Abwägen der Fall ist. „Intelligenz stellen wir uns als eine überlegte, bewusste Tätigkeit vor, die von den Gesetzen der Logik bestimmt wird. Doch ein Großteil unseres geistigen Lebens vollzieht sich unbewusst und beruht auf Prozessen, die nichts mit Logik zu tun haben: Bauchgefühle oder Intuitionen." (Giegerenzer 2007, S. 7) Er argumentiert weiter, dass es ein Irrtum sei anzunehmen, „Intelligenz sei zwangsläufig bewusst und hänge nur mit Überlegung zusammen. (…)

Ich verwende die Begriffe Bauchgefühl, Intuition und Ahnung austauschbar, um ein Urteil zu bezeichnen,
1. das rasch im Bewusstsein auftaucht,
2. dessen tiefere Gründe uns nicht ganz bewusst sind und
3. das stark genug ist, um danach zu handeln (Giegerenzer 2007, S. 25).

Intuition besteht demnach aus zwei Grundelementen:
1. „einfachen Faustregeln, die sich
2. evolvierte Fähigkeiten des Gehirns zunutze machen (Giegerenzer 2007, S. 26).

Im Intuitiven Reasoning wird Intuition definiert als ein Verstehen, ein Entscheiden und Argumentieren ohne (bewusste) rationale Erfassung.

Klemme und Walkenhorst (2003) (unter Bezug auf Benner und Tanner 1987) identifizierten hierzu sechs Kompetenz-Komponenten, die die Pflegekraft benötigt:

- **Fähigkeit zur Erkennung wiederkehrender Muster**
  (Pattern recognition)
  Diese ermöglichen der erfahrenen Pflegekraft Phänomene (Pflegeprobleme, Ziele, Ressourcen) wahrzunehmen, ohne hierfür Checklisten oder übermäßige Assessments zu benötigen.

- **Fähigkeit zur Wahrnehmung von Ähnlichkeiten und Analogien**
  Diese Fähigkeit ermöglicht es der Pflegekraft Übereinstimmungen und Ähnlichkeiten schnell zu identifizieren, auch wenn gewisse Unterschiede vorhanden sind. Andererseits muss auch die Andersartigkeit erkannt werden, wenn die Fälle (Pflegeprobleme, Ressourcen) nur gleich erscheinen. „Diese Fähigkeit basiert auf einem detaillierten Verständnis davon, wie sich jemand im Allgemeinen verhält bzw. wie sich eine bestimmte Störung [Anmerkung: Erkrankung, Behinderung, Pflegebedürftigkeit] in der Praxis äußert." (Klemme und Walkenhorst 2003, S. 11)

- **Automatisiertes Know-how**

  Damit ist die Fähigkeit gemeint, Aufgaben auszuführen und ausführen zu können, ohne darüber explizit nachdenken zu müssen. „Es ist die Fähigkeit zur Regulation und Anpassung von Handlungen basierend auf Beobachtungen und Erwartungen, ohne vorherige gezielte Planung oder ohne Versuchs- und Irrtumsverhalten." (Klemme und Walkenhorst 2003, S. 11)

- **Fokusierung**

  Dies bedeutet, dass die Pflegekraft einen Sinn und Blick für das Wesentliche hat, die Fähigkeit Wesentliches von Unwesentlichem zu unterscheiden.

- **Gesunder Menschenverstand**

  Damit ist die Fähigkeit gemeint, „außerhalb des Expertentums den Mut aufzubringen, die Krankheitserfahrung, das Krankheitsereignis und die damit verbundenen Umstände durch die Brille des (...) (Pflegebedürftigen) und durch die Brille der Angehörigen oder mit der Sicht des Laien zu betrachten und situativ darauf zu reagieren." (Klemme und Walkenhorst 2003, S. 11)

- **Bewusste Rationalität**

  Hierunter ist die Fähigkeit zu verstehen, einen bewussten Perspektivwechsel vorzunehmen also verschiedene Handlungsalternativen zu betrachten.

7 Richtungen des Clinical Reasoning

Clinical Reasoning kann in zwei Richtungen betrachtet und begründet werden.

Es sind dies:
- Backward Reasoning
- Forward Reasoning.

7.1 Backward Reasoning

Das Backward Reasoning ist gekennzeichnet durch eine retrospektive Sichtweise und wird vor allem von Novizen im Pflegeberuf angewandt. Dies fußt zum einen darauf, dass diese Art des Reasoning zunächst leichter erlernbar ist und zum anderen, genau aus diesem Grund, die erste Basis innerhalb der Pflegeausbildung darstellt. Im Backward Reasoning begründet die Pflegekraft ihr Tun, Handeln und Argumentieren aus der jetzigen Sichtweise mit Blick in die Vergangenheit. Die Pflegemaßnahmen werden somit kontinuierlich mit den bereits aufgestellten Hypothesen rückgekoppelt. Das pflegerische Handeln ist somit eine Tätigkeit, die ihre Ursache in der Vergangenheit hat. Beispielsweise könnte der Pflegebedürftige (nach Bobath) gelagert werden, weil er Schlaganfall-Patient (Apoplektiker) ist.

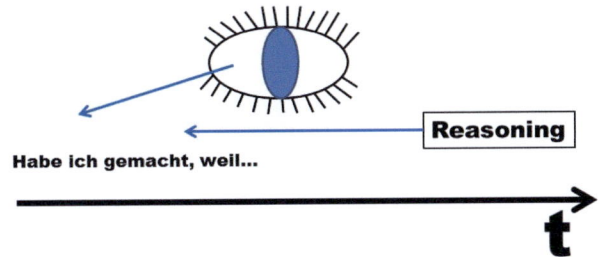

Abbildung 20: Backward Reasoning

7.2 Forward Reasoning

Das Forward Reasoning stellt prospektiv eine erfolgsgeleitete Vorwegnahme der Zukunft dar, in der die Pflegekraft ihre Handlungsweise im Hinblick auf zu erwartende Probleme, Erfolge und notwendige Pflegemaßnahmen in eine Zukunftsperspektive einordnet. Forward Reasoning ist ein Kennzeichen erfahrener Pflegekräfte, die, ausgestattet mit Expertise, bereits über

Fertigkeiten der Mustererkennung (Pattern recognition) verfügen und somit ihre Interventionen beispielsweise zur Vermeidung zukünftiger Pflegeprobleme planen und durchführen.

Ziel der Pflegekraft sollte es sein, durch Berufserfahrung und die konsequente Anwendung des Clinical Reasoning aus der Haltung des Novizen, mit vornehmlich backward-orientiertem Clinical Reasoning zum Expertentum unter Einsatz von Forward Reasoning zu gelangen.

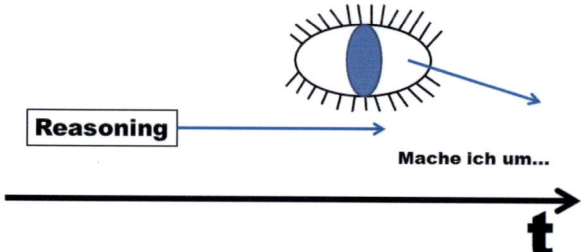

Abbildung 21: Forward Reasoning

8 Übergreifende Formen des Clinical Reasoning

Im Folgenden werden drei CR-Formen dargestellt, die einen übergreifenden Charakter besitzen und daher sich von den oben beschriebenen Formen unterscheiden.

Es sind dies:
- Soziales Reasoning
- Systemisches Reasoning
- Multigrade Clinical Reasoning

8.1 Soziales Reasoning

Das Soziale Reasoning kann als weitergehende Betrachtung des Interaktiven Reasoning angesehen werden. Während beim Interaktiven Reasoning auf der Mikro-Ebene, also unmittelbar zwischen Pflegekraft und Pflegebedürftigen agiert wird, stellt das Soziale Reasoning hierzu die Meso-Ebene dar.

Der Pflegebedürftige - im ambulanten (extramuralen) Bereich noch mehr als im stationären (intramuralen) – lebt, handelt und formt seine Meinungen und Wünsche nicht allein, sondern im Bezug eines sozialen Kontextes: Der Mensch ist ein soziales Wesen! Diese Beeinflussung hat beispielsweise auf die Mitwirkung (Compliance) innerhalb der Pflege großen Einfluss und kann von aktiver Unterstützung durch das soziale Umfeld (Familie, Bekannte, Nachbarn) bis hin zur totalen Verweigerung auf der anderen Seite gehen. Es wird somit nie nur ein Pflegebedürftiger gepflegt sondern stets auch eine Familie (ambulanter Bereich) oder eine interagierende Gruppe (stationärer Bereich).

Im Pflegesetting sollte die Pflegekraft sich der Bedeutung dieses sozialen Einflussfaktors bewusst sein und gezielt Soziales Reasoning einsetzen. Dabei können folgende Fragen helfen (Burtchen (3) 2007):

- Mit wem lebt der Pflegebedürftige zusammen?
- Welchen Stellenwert und Einfluss haben diese Personen?
- Welche anderen / weiteren Vertrauenspersonen sind wichtig?
- Wer kann unterstützen?
- Wer greift negativ ins Pflegegeschehen ein?

Um auch außerhalb der direkten Interaktion zwischen Pflegebedürftigen und Pflegekraft einen Stabilisierungsprozess aufrecht zu erhalten, sucht die Pflegekraft nach „Bündnispartnern".

Ähnlich dem Übergang vom Interaktiven Reasoning zum Sozialen Reasoning gestaltet sich auch der Übergang zum Systemischen Reasoning fließend.

8.2 Systemisches Reasoning

Erweitert man das Denken im Rahmen eines Sozialen Reasoning kommt man zum Systemischen Reasoning. Nach der Systemtheorie hängt alles miteinander zusammen und nicht nur das direkte soziale Umfeld beeinflussen das Pflegesetting sondern auch Exo-Systeme, die direkt durch die Pflegekraft oder den Pflegebedürftigen nicht handhabbar sind. Der oben beschriebene Ökosystemische Ansatz nach Urie Bronfenbrenner (1981, 1990) kann der Pflegekraft beim Verständnis des Systemischen Reasoning helfen.

Systemisches Reasoning kann theoretisch modelliert als Makro-Ebene des Interaktiven Reasoning oder als, durch das Multigrade Clinical Reasoning erweiterte Soziale Reasoning angesehen werden. Diese Darstellung unterschiedlicher Sicht- und Vorgehensweisen unterstreicht nochmals die Komplexität im CRA-Prozess.

Wichtig ist weiterhin zu wissen, dass das System nicht nur direkt von vorhandenen Elementen (Verwandte, Ärzte, Situationen, Finanzmitteln) sondern auch von Elementen determiniert wird, die, einmal Bestandteil des Systems waren, nun bereits aus diesem ausgeschieden sind. So wirken Verstorbene, die verlorene Heimat oder Gesundheit, frühere Bekanntschaften und Erinnerungen noch lange im System nach.

8.3 Multigrade Clinical Reasoning

Um im Pflegesetting den Pflegebedürftigen optimal zu versorgen ist eine holistische Sichtweise unerlässlich. Um diese Ganzheitlichkeit zu gewährleisten dient unter anderem das Multigrade Clinical Reasoning.

„Multigrade Clinical Reasoning bedeutet eine Zusammenschau der jeweiligen aktuellen Erkenntnisse aus unterschiedlichen Wissenschaftsdisziplinen, wobei ggf. Widersprüchlichkeiten auftreten können, die nicht immer eindeutig aufzulösen sind. (...) (Die Pflegekraft) muss Entscheidungen treffen, die dem Wohl des (...) (Pflegebedürftigen) dienen." (Burtchen (2) 2007, S. 14) Hierbei ist die Pflegekraft aufgefordert eigene Schwerpunkte zu setzen. Sie kann einzelne Argumente oder Erkenntnisse stärker gewichten als andere. Dies setzt Erfahrung und Expertise voraus. Die Schwerpunktsetzung kann unter ökonomischer, klinisch-psychologischer, sozialpsychologischer, pädagogischer, kultureller, soziologischer, ethischer oder juristischer Sicht erfolgen. (Kolb 2010)

Um die Funktion und Notwendigkeit des Multigrade Clinical Reasoning beispielhaft zu verdeutlichen stellte Kolb (2010) nachfolgendes Fallbeispiel anhand der Versorgung eines Pflegebedürftigen mit dem V.A.C.®-Therapiesystem dar:

Nach einem operativen Eingriff erhält der Pflegebedürftige zur sekundären Wundheilung eine Vakuum-Wundtherapie mittel V.A.C.®-Therapiesystem. Um nun alle Pflegemaßnahmen optimal planen zu können, bedient sich die Pflegekraft des Multigrade Clinical Reasoning. Hierbei muss sie die Argumente, Pros und Contras anderer beachten und deren Expertise einholen.

Chirurgie: Sowohl bei chronischen, als auch bei akuten Wunden kann es notwendig sein, die Chirurgie mit einzubeziehen. Dies beispielsweise bei der Entfernung von Nekrosen oder dem Débridement. Vielleicht soll aber auch die Wunde mit einer Sekundärnaht verschlossen werden.

Internist: Chronische Wunden treten häufig bei älteren Menschen auf. Oft besteht hier auch eine Multimorbidität oder eine Grunderkrankung, die das Entstehen förderte oder die Heilung beeinflusst. Dies kann beispielsweise Diabetes mellitus sein (Anmerkung: Diabetiker neigen zu häufiger Abszess-Bildung, Furunkeln und Karbunkeln), so dass eine Blutzuckereinstellung notwendig ist. Aber auch andere Stoffwechselerkrankungen können verantwortlich sein und einer ärztlichen Intervention bedürfen.

Urologie: Befindet sich die Wunde im Genitalbereich oder am Gesäß sollte bei inkontinenten Pflegebedürftigen eventuell über die Anlage eines transurethralen Dauerkatheters zur Harndrainage nachgedacht werden. Zwar ist der V.A.C.®-Wundverband generell wasserdicht, jedoch sollte auch die umgebende Haut vor Nässe und aggressiven Stoffen des Urins geschützt werden. Hierzu sollte die Fachkompetenz des Urologen herangezogen werden.

Ernährungsbeauftragter: Zur Wundheilung ist eine Ernährung mit ausreichend Eiweiß und unter anderem Zink notwendig. Auf der anderen Seite benötigt ein Diabetiker eine kohlenhydratarme Kost zur Stabilisierung seines Blutzucker- insbesondere des HbA_{1c}-Wertes. Hier kann der Ernährungsbeauftragte sowohl den Pflegebedürftigen und dessen Angehörigen, als auch die Pflegekraft beraten und entsprechende Ernährungskonzepte erstellen.

Diätassistent / Diabetesberater: Ähnliches gilt für den Diätassistenten bzw. Diabetesberater. Neben Tipps zur Ernährung kann er zur Erstellung einer adäquaten Insulintherapie herangezogen werden. Letztlich schult er Pflegebedürftige und deren Angehörige zum Beispiel bei der Berechnung von Broteinheiten oder dem Umgang mit Insulin-Pen und -Pumpen.

Physiotherapeut: Manchmal mangelt es an Bewegung, sowohl aktiver, als auch passiver, so dass Extremitäten aufgrund der Wunde in Schonhaltung sind und dringend „durchbewegt" werden müssen um nicht Fehlhaltungen oder gar Kontrakturen entstehen zu lassen.

Ergotherapeut: Wie meistert der Pflegebedürftige mit seiner Wunde seinen Alltag und welche möglichen Hilfestellungen benötigt er?, kann eine Frage sein. Hier können der Rat und die Fachkompetenz aus der Ergotherapie beitragen. Eventuell ist der Pflegebedürftige hier speziell anzuleiten.

Wundexperte / Wundmanager: Natürlich ist es notwendig die V.A.C.®-Therapie entsprechend zu überwachen und regelmäßige Verbandswechsel durchzuführen. Ebenso kann es notwendig sein ein anderes Dressing (Schaumeinlage innerhalb des V.A.C.®-Wundverbandes) zu verwenden oder die Therapie mit Fotodokumentation gegenüber dem Kostenträger (Krankenkasse oder Berufsgenossenschaft) zu vertreten. Dies können Fragen sein, die in den Bereich des Wundmanagements fallen.

Home-Care-Service: Teilweise überschneiden sich die Aufgaben des Wundexperten mit denen des Home-Care-Service, so dass eine Verzahnung stattfinden sollte. Home-Care-Services verfügen über umfangreiche Erfahrungen und können auch bei Fragen der aktuellen V.A.C.®-Wundversorgung einbezogen werden. Sie können über Preise und Liefertermine Auskunft geben. Hierdurch können Kosten eruiert werden.

Podologe: Die V.A.C.®-Wundtherapie kann auch bei Wunden diabetischer Genese angewandt werden. Hier kann es sinnvoll sein auch den Podologen mit ins Boot zu holen. Er verfügt oft über umfangreiche Kenntnisse beim diabetischen Fußsyndrom und / oder kann über begleitende Maßnahmen der Fußpflege Auskunft geben.

Krankenkasse / Berufsgenossenschaft: Natürlich muss jemand die Kosten der Therapie übernehmen. Bereits vor der Wund-versorgung kann sich so die Frage nach den Kosten und der ökonomischen Beurteilung stellen. Frühzeitig ist die Pflegekraft gefordert, auch hier Querverbindungen zu sehen und in ihre Überlegungen einzubeziehen.

Hausärzte / Fachärzte: Einige Krankenkassen übernehmen die Kosten für eine weitergehende ambulante Versorgung. Nach der Entlassung aus dem Krankenhaus, egal ob nach Hause oder in ein Pflegeheim muss geklärt werden, ob Fachärzte (Internisten, Diabetologen, Chirurgen etc.) weiterhin mit integriert werden müssen oder der Hausarzt über ausreichende Kenntnisse verfügt. Wer ist für die weitere Versorgung und die Verbandswechsel zuständig?, könnte eine Frage im CRA-Prozess der Pflegekraft sein.

(Kolb 2010)

Bezieht man die weiter oben beleuchteten Ebenen des Clinical Reasoning in der Altenpflege in die theoretische Modellierung des Begriffes „Multigrade Clinical Reasoning" mit ein, so ist dieses als eine Art übergreifende Meso-Ebene aller anderen CR-Formen zu verstehen. Während im Bereich der Mikro-Ebene die Pflegekraft alleine, bzw. in Interaktion mit dem Pflege-bedürftigen tätig ist, findet auf der Meso-Ebene der Austausch mit anderen Berufsgruppen statt. Da Informationen, die im Rahmen dieser Gespräche gewonnen werden, andererseits von der Pflegekraft in Argumentationen aller CR-Formen einfließen (können) sind diese daher ebenso zu berücksichtigen.

9 Temporäre Ebenen des Clinical Reasoning

Die bei Hagedorn (1996) beschriebenen zeitlichen Ebenen des Clinical Reasoning finden ihre Entsprechung teilweise in den weiter oben erläuterten Richtungen des Clinical Reasoning, verbinden diese aber durch die Dimension der Gegenwart.

Der CR-Prozess kann demnach in drei temporäre Ebenen eingeteilt werden:
- Vergangenheit (Präteritum)
- Gegenwart (Präsens)
- Zukunft (Futur)

(Hagedorn 1996)

Pflegekräfte mit Expertise nutzen im CR-Prozess Erkenntnisse aus der Vergangenheit (Berufserfahrung, Diagnosen des Pflegebedürftigen), verknüpfen diese mit Daten und Informationen aus der Gegenwart (Assessmentergebnisse, Messungen, aktuelle Beobachtungen) und konstruieren somit eine mögliche Zukunft (Risiken, Chancen für den Pflegebedürftigen; zu erwartende Beeinträchtigungen oder Erfolge). Hierzu wird ein Bedingungsschema angewendet, welches durch zunehmende Expertise internalisiert wird.

Die drei Komponenten des Bedingungsschemas sind interdependente Schemata:
- Schema der Dysfunktionen
  (Pflegebedürftigkeiten, eingeschränkte Alltagskompetenzen)
- Schema der Interventionen
  (Pflegemaßnahmen, Beschäftigung, Psychosoziale Betreuung)
- Schema der möglichen Ergebnisse
  (Verbesserungen, Beibehaltung, Verschlechterungen, Risiken)

Schema der Dysfunktionen

Im Schema der Dysfunktionen sind alle beruflichen Erfahrungen und das erworbene Fachwissen der Pflegekraft enthalten.

Sie besitzt somit:

- Prototypen von Erkrankungen und deren Bedingungen
  (Ätiologie, Pathogenese, Symptome, Verläufe)
- Prototypen von Handlungsstörungen des täglichen Lebens
  (Pflegeprobleme, Behinderungen, körperliche, geistige und seelische Einschränkungen)
- Prototypen von allgemein auftretenden Problemen
  (Risiken, Sekundärprobleme)

Schema der Interventionen

Das Schema der Interventionen beinhaltet die Kenntnis und Erinnerung der Pflegekraft über:

- Potentiell brauchbare Pflegeinterventionen, den damit verbundenen Maßnahmen, Aufwand, Aktionen und Mitteln
- Alle ehemaligen, sowohl erfolgreichen als auch erfolglose Lösungswege
- Alle Routineprozesse einschließlich möglicher Methoden und Instrumente des Screenings und Assessments
- Alle erfolgreichen und erfolglosen Formen der Kommunikation und Interaktion mit dem Pflegebedürftigen

Schema der möglichen Ergebnisse

Dieses Schema beinhaltet (Hagedorn (1996) nach Klemme und Walckenhorst 2003):

- Prototypen von Prognosen bezüglich der Erkrankung und der Pflegeprobleme
- Prototypen über Ressourceneinsatz, Prophylaxen und präventiven Maßnahmen
- Prototypen über die Lösungen und Lösungsmöglichkeiten, also die Herangehensweise und deren Erfolg oder Misserfolg

„Anfänger verfügen noch nicht über solche Schemata und können deshalb auch nicht in gleicher Weise Verknüpfungsleistungen erbringen, Sie müssen noch andere Strategien der Problemlösung anwenden." (Klemme und Walckenhorst 2003, S. 13)

Inwieweit die Pflegekraft die temporären Ebenen des Clinical Reasoning anwendet bzw. (unbewusst) anwenden kann, hängt davon ab, welcher chronopsychologischer Planungstyp sie ist und somit den Zeitverlauf wahrnimmt.

In der Chronopsychologie werden zwei Planungstypen unterschieden:
- In-timer
- Through-timer

In-timer

Manche Pflegekräfte – wie auch andere Menschen – sehen die Vergangenheit hinter sich, sich selbst in der Gegenwart stehend und die Zukunft vor sich. Verbindet man Vergangenheit und Zukunft gedanklich, entsteht eine individuelle Zeitlinie (Time-line). (Scheibel 2002) Der In-timer steht direkt auf dieser Time-line – fühlt sich ggf. sogar von ihr durchdrungen. Solche Pflege-kräfte können eher den Augenblick genießen, stehen im hier und jetzt, haben aber eher weniger Vorstellung über die Zukunft und planen diese weniger. Dieser Denktypus hat seine Stärken beispielsweise in der direkten Betreuung und Beschäftigung mit dem Pflegebedürftigen.

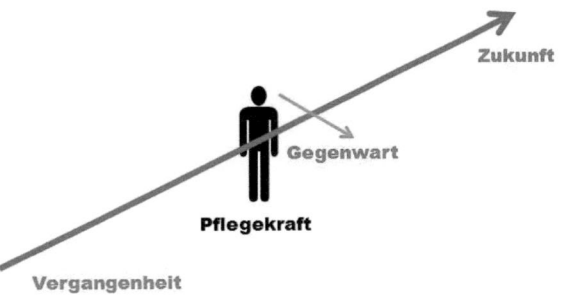

Abbildung 22: Pflegekraft als In-timer

Through-timer

Der Typus des Through-timer sieht gedanklich die Time-line von links nach rechts (oder umgekehrt) und blickt von außen auf diese. Er blickt direkt auf die Gegenwart, sieht aber durch Blickwendung auch Vergangenheit und Zukunft. Dies ermöglicht ihm, sich an der Zeitachse besser zu orientieren. Andererseits hat er oft den Eindruck, dass er die vergehende Zeit vor Augen, unter (Zeit)-druck steht (Scheibel 2002).

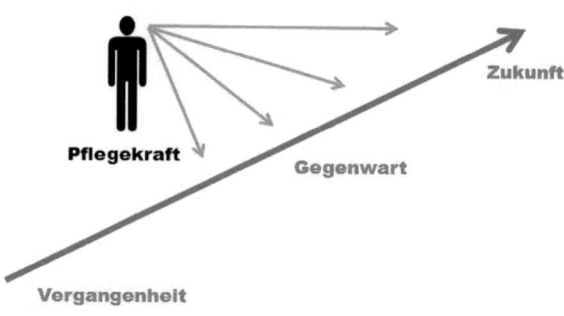

Abbildung 23: Pflegekraft als Through-timer

Through-timer können die temporären Ebenen des Clinical Reasoning somit leichter umsetzen als In-timer, weshalb die im CRA-Prozess befindliche Pflegekraft über ihren eigenen Typus reflektieren muss, um sich entsprechend selbst zu kennen und ihre Fähigkeiten im Clinical Reasoning optimieren kann.

10 Elemente des Clinical Reasoning

Im „Integrierten, patientenzentrierten Modell des Clinical Reasoning" nennen Higgs und Jones (2000) sechs Elemente des Clinical Reasoning, die miteinander verknüpft für den CRA-Prozess wichtig sind.

Diese 6 CR-Elemente sind (Higgs und Jones 2000) (vgl. Abb. 1 auf Seite 2):
- Kognition
- Wissen
- Metakognition
- Umfeld
- Patienteninput
- Problem

10.1 Kognition

Kognition meint als Oberbegriff höhere geistige Funktionen, die im Pflegesetting eingesetzt werden.

Zu den kognitiven Fähigkeiten eines Menschen zählen je nach Definition:
- Aufmerksamkeit / Achtsamkeit
- Wahrnehmungsfähigkeit
- Erkenntnisfähigkeit / Denkfähigkeit
- Schlussfolgern / Urteilsfähigkeit
- Erinnerungsfähigkeit / Merkfähigkeit
- Lernfähigkeit / Wissen
- Abstraktionsvermögen
- Rationalität
- …und einige mehr

Nach Gerrig und Zimbardo (2008) ist unter Kognition ein „Prozess des Wissens, einschließlich Aufmerksamkeit, Erinnerung und Schlussfolgern; auch der Inhalt dieser Prozesse wie Begriffe und Gedächtnisinhalte" (Gerrig und Zimbardo 2008, S. 736) zu verstehen.

Im Folgenden werden die, für den CRA-Prozess wichtigsten Aspekte der Kognition vorgestellt
- Denken
- Wahrnehmung
- Motivation,

da Wissen (Erinnern und Lernen) bereits als weiteres Element gilt.

10.1.1 Denken

Denken im Clinical Reasoning der Altenpflege soll zum „Purposeful Thought", dem zielgerichteten Gedanken führen. Er beinhaltet die Wahrnehmung von Schlüsselwörtern (Cue Acquisition), der Generierung von Hypothesen (Hypothesis Generation) und der Testung dieser Hypothesen (Hypothesis Evaluation). Zum Erkennen dieser Cues ist seitens der Pflegekraft Fachwissen notwendig, welches während des kognitiven Vorganges des Denkens eingesetzt wird. Ohne dieses Wissen können Cues übersehen werden. Es gilt das Grundprinzip der Diagnostik: „Man erkennt nur, was man kennt!", welches Barrows und Pickell folgendermaßen erweiterten: „If you don´t look for it – you won´t see it. If you don´t listen or sniff for it – you won´t hear or smell it!" (Barrows und Pickell 1991, S. 33)

Denken manifestiert sich im Arbeitsgedächtnis, oder auch Kurzzeitgedächtnis, und unterscheidet sich von der Kognition als solches, dass es nur ein Aspekt der Kognition ist.

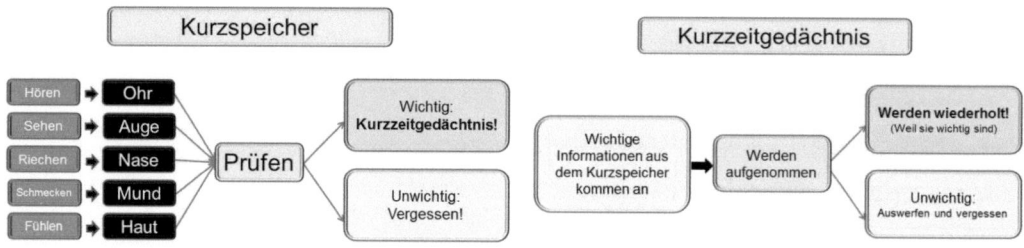

Abbildung 24: Zusammenarbeit von Kurzspeicher und Kurzzeitgedächtnis (=Arbeitsspeicher)

10.1.1.1 Definition des Denkens

Denken ist laut Neufeld (1991) ein wichtiger Bestandteil unseres Lebens, jedoch schwer zu definieren. Denken bedeutet das intellektuelle Vorgehen, um zu Folgerungen zu gelangen, Entscheidungen zu fällen oder Gedankengänge zu vertiefen. Demgemäß gehört zum Denken die korrekte Anwendung logischer Gesetzmäßigkeiten, ebenso wie Erinnern und Behalten. Es umfasst als ein kreativer Prozess des Entdeckens, Erfindens und Konzipierens das Entstehen von Meinungen und Überzeugungen ebenso wie das Urteilen. (Neufeld 1991)

Gerichtetes Denken

Denken im pflegerischen Prozess kann gerichtet oder ungerichtet sein. Gerichtetes Denken sucht nach Antworten und Bedeutungen, es ist zweck- und zielorientiert. Besonders wichtig ist es in den Phasen 1 bis 4 und 6 des Pflegeprozesses. Es unterliegt der Kontrolle des Denkers und kann durch Denkstrategien beeinflusst werden. In der Literatur findet sich für diese Art des Denkens auch der Begriff „Kontrolliertes Denken".

Ungerichtetes Denken

Ungerichtetes Denken als „Basis für Routineverrichtungen und gewohnheitsmäßige Aktivitäten" (Miller 2000, S. 31) trifft man eher, aber nicht ausschließlich in Phase 5 „Durchführung der Pflege". Es ist mit Eigenschaften wie mühelos, absichtslos, unwillkürlich oder unbewusst assoziiert, weshalb auch der Begriff „Automatisches Denken" (auch: „Automatisiertes Denken") verwendet wird.

10.1.1.2 Methoden und Formen des Denkens

Die nachfolgend dargestellten Methoden und Formen beziehen sich auf das gerichtete, kontrollierte Denken. Dieses kann die Pflegekraft im Prozess des Clinical Reasoning der Altenpflege nutzen um ihn bestmöglich auszugestalten. Dabei ist zu berücksichtigen, dass sich Denken zwar kategorisieren lässt, „diese Kategorien (…) wichtig (sind) für die Auseinandersetzung mit dem Phänomen, (sich jedoch) überlappen." (Miller 2000, S. 32) Die Anwendung unterschiedlicher Denkmethoden und -formen ermöglicht es der Pflegekraft ein Problem zu zerlegen und es von mehreren Aspekten aus zu betrachten. Oft verwehrt die Komplexität eine schnelle Lösung und nur durch die analytische Betrachtung beispielsweise durch die Zergliederung kann eine gute Entscheidung und schließlich eine bestmögliche Pflege erreicht werden. Diese Differenzierung ist nach George A. Miller notwendig, da die Gedächtnis-spanne, also die Anzahl der Einzelinformationen, die ein Mensch im Arbeitsspeicher seines Gedächtnisses gleichzeitig vergleichen und in logischer Beziehung miteinander setzen kann, begrenzt ist. Miller hat diese einzelnen Speichereinheiten „Chunks" genannt und in der nach ihm benannten „Millerschen Zahl" mit 7 ± 2 Chunks angegeben (Miller 1956).

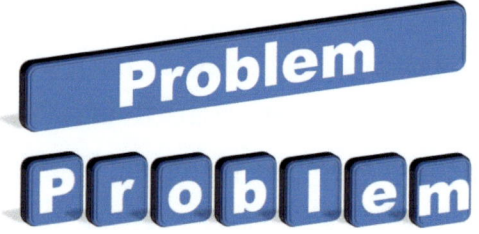

Abbildung 25: Problemzergliederung. Manche Probleme müssen aufgrund ihrer Komplexität zergliedert werden um sie zu lösen

In der einschlägigen Literatur zum Thema „Denken" gibt es zahlreiche Adjektive und Verben die mit dem Substantiv „Denken" verknüpft werden. (Vgl. Anhang) Die im Folgenden dargestellten Denkformen stellen eine Auswahl der gängigsten und für den Pflegebereich geeigneten dar.

Divergentes und konvergentes Denken

Beim divergenten Denken hat die Pflegekraft zunächst eine Information zur Verfügung oder ein Pflegeproblem erkannt. Hieraus kann sie mehrere Hypothesen bezüglich Planung, Zielsetzung und Durchführung der Pflege bilden. Es kommt dabei darauf an, möglichst viele Alternativen zu erarbeiten. Diese können im Bereich der Pflegediagnosen, der Interventionen aber auch der Prophylaxen liegen. Aus diesen divergierenden Gedanken folgen zahlreiche

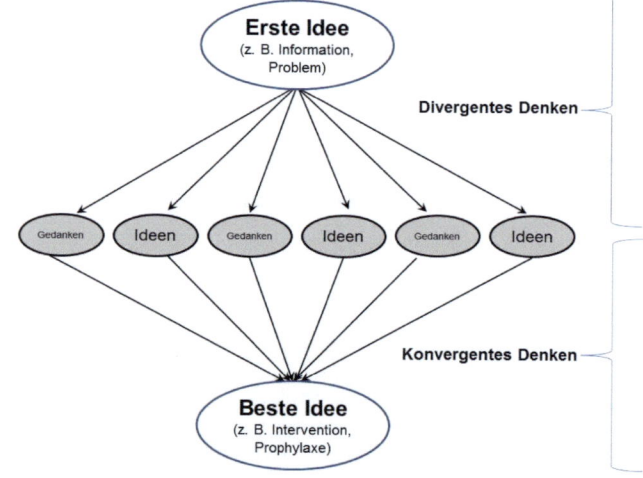

Abbildung 26: Divergentes und konvergentes Denken

neue Gedanken und Ideen, welche dann wieder zusammengefügt werden können. Dieser Vorgang, das konvergente Denken, soll dann zur besten Idee führen. Unter Umständen können Lösungen geclustert und innerhalb mehrerer Konvergenzen zusammengeführt werden.

Analytisches und synthetisches Denken

Beim analytischen Denken betrachtet die Pflegekraft den gesamten Pflegebedürftigen, sein gesamtes Umfeld oder den gesamten notwendigen Pflegebedarf. Dann zergliedert sie und untersucht einzelne Teile separat. Die Bestandteile werden nunmehr einzeln und zunächst einmal unabhängig voneinander betrachtet und gegebenenfalls bewertet.

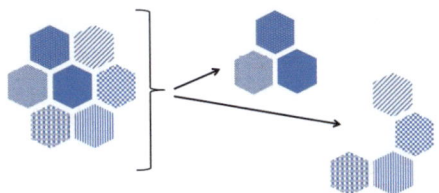

Abbildung 27: Analytisches Denken

In der Synthese, dem synthetischen Denken werden mehrere Elemente,

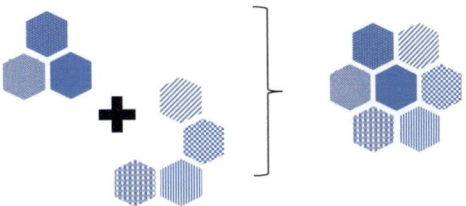

Abbildung 28: Synthetisches Denken

die zuvor vielleicht in keinerlei Relation standen, zusammengefügt. Es kann dabei nachgedacht werden, ob Beziehungen existieren und welche Wechselwirkungen bei unterschiedlichen Additionen auftreten. Eine Gesamtbewertung kann hierbei zu anderen oder weitreichenderen Schlüssen führen. Das verkürzte Zitat: „Das Ganze ist mehr als die Summe seiner Teile!", welches Aristoteles zugeschrieben wird, trifft hier den Kern synthetischem Denkens.

Induktives und deduktives Denken

Laut Isfort und Weidner ist es das Ziel des Pflegeprozesses einen individuellen Pflegeplan über ein induktives Verfahren zu erstellen. (Isfort 2001) Dieser Forderung schließt sich auch der MDS in seiner Grundsatzstellungnahme an.

(MDS 2005) Die Pflegekraft soll also im Rahmen ihrer Handlungskompetenz über induktives Denken verfügen und dieses im Pflegeprozess anwenden.

Beim induktiven Denken erkennt die Pflegekraft in einem konkreten Fall, beispielsweise einem Apoplektiker, aufgrund ihres Fachwissens, welche Hilfe der Pflegebedürftige benötigt. Sie schließt also von den Problemen des Bewohners auf dessen Pflegeziele und setzt die Pflegemaßnahmen entsprechend fest. Ebenso, also induktiv, wird eine Pflegeplanung im Rahmen des Pflegeprozessmodells nach Fiechter und Meier durchgeführt.

Im umgekehrten Fall, dem deduktiven Denken, verfügt die Pflegekraft zunächst über eine allgemeine Theorie, welche sie dann auf die Probleme eines speziellen Pflegebedürftigen anwendet. Dies könnte die Theorie sein,

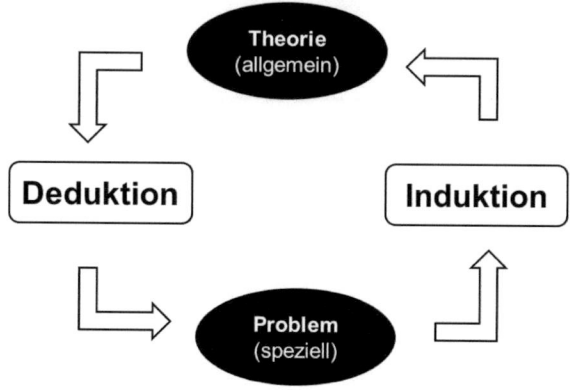

Abbildung 29: Induktives und deduktives Denken

dass Im-mobilität zu Obstipation führen kann. Sie erkennt im Apoplektiker diverse Bewegungseinschränkungen, schließt darauf (Risikodiagnose), dass dieser aufgrund seiner Immobilität obstipationsgefährdet ist und setzt prophylaktisch entsprechende Maßnahmen in der Pflege ein.

Deskriptives und normatives Denken

Im Rahmen des CRA-Prozesses nutzt die Pflegekraft sowohl deskriptives (beschreibendes), als auch normatives (wertendes) Denken. Während der Dokumentation der durchgeführten Pflegemaßnahmen ist sie angehalten möglichst neutral, fachlich richtig und ausführlich genug beispielsweise das Verhalten oder Befinden des Pflegebedürftigen zu beschreiben. Hierzu ist das deskriptive Denken, welches alle Bewertungen unberücksichtigt lässt entscheidend. Auf der anderen Seite, vor allem im Rahmen der Evaluation, ist es notwendig Schlussfolgerungen zu ziehen, zu begründen und somit auch zu werten. Um dies bestmöglich zu erreichen setzt die Pflegekraft das normative

Denken ein. Meist werden beide Denkweisen zusammen benötigt. Ein praktisches Beispiel könnte sein: „Ich sehe, dass der alte Mensch nicht selbständig isst (deskriptiver Anteil), er benötigt daher Hilfe! (normativer Anteil)."

Kritisches Denken

Einen breiten Raum in der englischsprachigen Fachliteratur, hauptsächlich im Bereich der Vereinigten Staaten von Amerika, nimmt das kritische Denken ein. Manche Autoren setzen „Critical Thinking" sogar mit „Clinical Reasoning" gleich, während andere darin, wie auch in dieser Arbeit, nur ein Werkzeug sehen, welches im CR-Prozess angewendet werden kann. „Der Begriff kritisches Denken wird von einigen Autoren ziemlich unpräzise für eine Vielzahl von mentalen Aktivitäten verwendet, andere bezeichnen damit einen Typ des Denkens, der die Beherrschung bestimmter kognitiver Fertigkeiten voraussetzt." (Miller 2000, S. 33). Beispielsweise schreibt Ruth N. Grendell: „Kritische Denker (Critical Thinker) sind Personen, die wissen, wie man denkt." (Grendell in Daniels 2004, S. 180).

Für miteinander in Verbindung stehende Techniken und Einstellungen, die auf kritischem Denken basieren können folgende genannt werden (Miller 2000, S. 32-33):

- „Aktiv denken
  Unter Einsatz von Intellekt, Wissen und Geschick hinterfragen, erkunden und mit sich selbst, mit anderen und dem Leben insgesamt effektiv umzugehen.
- Sorgfältige Situationsanalysen durchführen
  Relevante Fragen zu stellen und beantworten.
- Eigenständig denken
  Eigenen Ideen sorgfältig überprüfen und eigene begründete Schlussfolgerungen ziehen.
- Verschiedene Sichtweisen einnehmen
  Tiefes und umfassendes Verständnis anstreben.
- In geordneter Form diskutieren
  Gedanken und Erfahrungen mit anderen gemäß gewisser Regeln austauschen und erörtern."

Faktoren des kritischen Denkens

Kritisches Denken in der Pflege stützt sich auf Techniken und Einstellungen, die als Faktoren relevant sind.

Diese Faktoren sind (Miller 2000):
- Fokus (Focus)
  Abgrenzung, Abklärung und Formulierung des zentralen Themas oder Problems, was im CRA-Prozess der Problembeschreibung entspricht.
- Sprache (Language)
  Hierin wird die Beurteilung von Klarheit und Präzision, die Definition von Schlüsselbegriffen (Cues), aber auch dem Ausfindigmachen emotional gefärbter Wörter sowie die Einschätzung des Kontextes zusammengefasst. Am deutlichsten tritt dies im Zusammenhang mit der Informationssammlung innerhalb des Narrativen Reasoning im CRA-Prozess zu Tage.
- Annahmen (Assumptions)
  Dies meint sowohl die Einschätzung des klientenbezogenen, familiären, institutionellen und gesellschaftlichen Kontextes, was sich besonders deutlich im Interaktiven bzw. Systemischen Reasoning findet sowie die Analyse der wertebezogenen, deskriptiven, definitorischen und kontextuellen Annahmen. Letzteres präsentiert sich primär im Ethischen und Narrativen Reasoning.
- Bezugssystem (Frame of references)
  Die Einschätzung des Bezugssystems, der Einstellungen und Annahmen des Pflegebedürftigen, aber auch die des Pflegepersonals sind hiermit gemeint. Dieser Aspekt findet sich vor allem im Ethischen Reasoning wieder.
- Belegmaterial (Evidence)
  Das Scientific Reasoning wird im kritischen Denken in diesem Punkt repräsentiert. Miller (2000) nennt hier die Auswertung von Datenmaterial aus der quantitativen und qualitativen Forschung, die Zuhilfenahme der Ergebnisse von Pflegeassessments sowie die Ableitung stichhaltiger Schlussfolgerungen aus Forschungs- und Klientendaten. Letztlich führt sie auch die Evaluation dieser Daten auf Relevanz für die eigene Pflege an.

- Beweisführung (Reasoning)

  Innerhalb jeder CR-Form findet die Bewertung der deduktiven und induktiven Argumente statt, so dass dieser Punkt umfassend im CRA-Prozess impliziert ist. Es werden Probleme, Ursachen und Schlussfolgerungen unterschieden und schließlich nach Zuverlässigkeit und Unzuverlässigkeit differenziert.

- Schlussfolgerung (Conclusion)

  Auch im Punkt Schlussfolgerung sind alle CR-Formen vertreten: Es geht hierbei um die Untermauerung der Schlussfolgerungen und Überzeugungen durch relevante Gründe, der Bewertung der Argumente und der Überprüfung der Stichhaltigkeit von Belegmaterial welches zur Stützung der Schlussfolgerungen herangezogen wird. Deutlich tritt hier das CR-Element der Hypothesentestung (Hypothesis evaluation) in den Vordergrund.

- Auswirkungen (Implications)

  Im kritischen Denken soll auch darüber nachgedacht werden, welche Auswirkungen sich eigentlich durch die gemachten Schlussfolgerungen ergeben. Diese soll der Denker bewerten und über die Konsequenzen reflektieren.

- Einstellungen (Attitudes)

  Vom kritischen Denker wird intellektuelle Aufrichtigkeit, Aufgeschlossenheit gegenüber den Sichtweisen anderer ebenso erwartet, wie die Bereitschaft seine bezogene Stellung zu verteidigen oder angesichts richtiger Gegenbeweise zu korrigieren. Diese Einstellungen sind für den gesamten CR-Prozess sind allen CR-Formen gefragt.

Auf kritischem Denken beruhende kognitive Fähigkeiten

Redding identifiziert fünf kognitive Fähigkeiten, die beim Entscheidungsfindungsprozess, und dieser ist ja ein integraler Bestandteil des CRA-Prozesses, auf kritischem Denken beruhen.

Diese sind:
- Systematisches Herangehen an das Problem
- Gespür für Informationen, die benötigt werden oder unterstützen
- Unverzerrte Untersuchung und kreative Analyse von Ursache und Auswirkung. Alternative Perspektiven sollen dabei berücksichtigt und eingebunden werden.
- Intuition
- Reflection in action (Evaluation), also wertende Schlussfolgerungen basierend auf logischen Betrachtungen ziehen (Redding 1999).

T.H.I.N.K.-Modell

Seitens Rubenfeld und Scheffer wird vorgeschlagen, dass sich Pflegekräfte beim kritischen Denken des T.H.I.N.K.-Modells bedienen sollen.

„T.H.I.N.K" steht dabei für (Rubenfeld 1999):

- **T:** Total Recall (Gedächtnis)
- **H:** Habits (Routine)
- **I:** Inquiry (Recherche)
- **N:** New Ideas and Creativity (Kreativität)
- **K:** Knowing how to think (Metakognition)

Total Recall (Gedächtnis)

Mit „Total Recall" ist das Merken und Erinnern von Daten, Zahlen, Fakten, Namen und Diagnosen gemeint. Es beinhaltet den Teil „Wissen" (Fachwissen) sowie „Kognition" im Clinical Reasoning der Altenpflege. Daher sind auch die Bereiche Wissen um pflegerische Handlungen als auch allgemein Wissen, Denken und Erinnern gemeint.

Habits   (Routine)

Wie bereits weiter oben beschrieben, lässt Denken sich als gerichteter oder ungerichteter Vorgang einteilen. Unter „Habits", also Routine und Gewohnheiten ist dieser ungerichtete Anteil anzusehen. Während Fähigkeiten und Fertigkeiten ausgeführt werden, ohne direkt über diese nachzudenken, kann zeitgleich über etwas anderes nachgedacht werden. Performanzen laufen somit automatisiert um im Rahmen freier Kapazitäten diese zu weiteren Problemlösungen zu nutzen.

Inquiry   (Recherche)

Kritisch denkende Pflegekräfte sollten nach diesem T.H.I.N.K.-Modell den Drang haben, mehr wissen zu wollen. Das heisst, das Problem tiefer, eingehender und besser ergründen zu wollen. Es geht darum eine möglichst genaue und umfangreiche Cue Acquisition anzustreben.

New Ideas and Creativity   (Kreativität)

Antagonistisch und trotzdem in Juxtaposition zu "Total Recall" und "Habits" soll die Pflegekraft im Rahmen des Critical Thinking neue Denkstrategien, andere Sichtweisen und Kreativität nutzen um bestmögliche Ergebnisse zu suchen.

Knowing how to think   (Metakognition)

Metakognition bildet eines der "Herzelemente" des Clinical Reasoning (Klemme und Siegmann 2006) und wird auch für das kritische Denken als essentiell angesehen. „Knowing how to think" meint sowohl Metakognition als auch Selbstreflektion.

Kreative Denkformen

Einige Formen und Methoden des Denkens können unter der Bezeichnung „Kreativ" zusammengefasst werden. Es sind solche, die sich vom streng logischen Denken unterscheiden und vom Denker eine gewisse Kreativität im Umgang mit seinen eigenen kognitiven Fähigkeiten fordern. Als Hilfsmittel können Brainstorming, Brainwriting, Umkehrmethode und viele andere eingesetzt werden. Der Psychologe Edward de Bono schlägt beispielsweise den Einsatz von „Denkhüten" vor. Seine „Six Thinking Hats" können dabei ebenso nacheinander vom selben Denker virtuell oder real getragen, wie auch unterschiedlichen Gruppenmitgliedern zugewiesen werden. (De Bono 1999). Mit den „Six Frames for thinking about information" setzt er sogar noch einen Schritt zuvor an und beschreibt, wie durch den gezielten Einsatz dieser „Denkrahmen" schon im Assessment Informationen besser gefunden werden können. (De Bono 2008) Aufgrund der Vielfalt kreativer Methoden soll im Folgenden daher nur auf zwei Vertreter dieses Denkens eingegangen werden.

Laterales und lineares Denken

Der Begriff „Laterales Denken" wurde von Edward de Bono geprägt und meint eine ähnliche Denkweise wie „Paralleles Denken" oder „Querdenken". In den Veröffentlichungen de Bonos findet sich als gegenteiliges Denken häufig die Bezeichnung „Vertikales Denken", was aber zu Verwirrungen führen kann, da dies auch den Unterschied zum „Horizontalen Denken" darstellen kann. Es erscheint daher logischer das Paar „Laterales und lineares Denken" zu gebrauchen. De Bono stellt jedoch auch fest, dass beide Denkformen nicht völlig gegenteilig sind, sondern sich vielmehr ergänzen. (De Bono 1990).

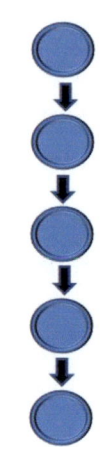

Abbildung 30: Lineares Denken

Lineares Denken geht nach einer Reihenfolge vor, ist hintereinander geschaltet, sequentiell, streng logisch, Schritt für Schritt und nachvollziehbar. Diese Denkform hat eine klar definierte Richtung und ist als Monokausalkette determiniert. „I know what I´m looking for!" (De Bono 1990, S. 40) Es wird ein Weg ausgewählt, indem alle anderen verworfen werden. Diese selektive Denkweise soll zu „Rightness" also Richtigkeit führen, während

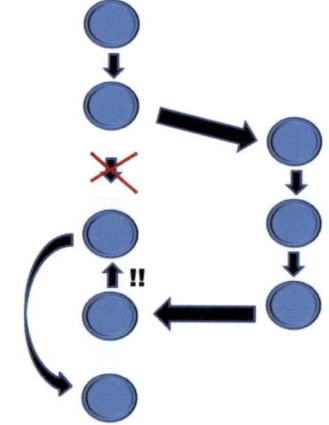

Abbildung 31: Laterales Denken

laterales Denken, Denken zur Seite hin, generativ zu „Richness" (Reichhaltigkeit) der Gedanken und Lösungen beitragen kann. „One may jump to a new point and than fill the gap afterwards" (De Bono 1990, S. 41) verdeutlicht dieses Denken mit Umwegen und Abkürzungen. Inzwischen wird laterales Denken auch in Managementseminaren integriert um den Teilnehmern ein Werkzeug zum kreativen Denken an die Hand zu geben. Für den Pflegeprozess bedeutet dieses Denken eine Möglichkeit für die Pflegekraft sich von den Einschränkungen des Kausalzusammenhangs zu lösen: Nicht aufgrund eines Problems erfolgt eine Intervention und schließlich ein Effekt, sondern bereits eingetretene Effekte wirken unter Umständen rückkoppelnd so, dass bestimmte Probleme nicht entstehen. Ein gutes Beispiel hierfür sind Prophylaxen und Präventionen, die nicht nur im eigentlich vorgesehenen Anwendungsbereich ihre Wirkung entfalten sondern auch andere Bereiche positiv beeinflussen.

Paradoxes Denken

Unter Paradoxem Denken ist das „Denken im Gegenteil" zu verstehen. Beim Pflegeprozess kann die Pflegekraft stets überlegen, wie sie ein Problem beseitigt, welche Pflegemaßnahme zum Erreichen des Pflegezieles dienlich ist. Sie kann aber auch umgekehrt vorgehen: Was müsste erfolgen, um den Zustand zu verschlimmern? Welche Maßnahmen und Interventionen hätten keinerlei oder vielleicht sogar einen negativen Effekt? Hieraus können Rückschlüsse gezogen werden, was unbedingt vermieden werden muss. Eventuell kann durch dieses Denken auch eher die Ursache eines Pflegeproblems gefunden werden.

Ähnliche Denkansätze finden sich im zirkulären Fragen der Systemtherapie, welche im Setting einer psychosozialen Betreuung auch durch die Pflegekraft, beispielsweise als „Wunderfragen" gestellt werden können.

Lautes Denken

Das laute Denken ist eine Strategie um sich Denkprozesse zu verdeutlichen und dabei Lösungen anzustoßen. Je nach Typ wird das Gedachte vor, während oder nach der Handlung verbalisiert. Beim Verbalisieren vor der Handlung zwingt es, langsamer zu denken, Handlungsabläufe genauer zu beschreiben und dabei mögliche Fehler zu eliminieren. Lautes Denken während der Handlung, auch „Reflection in action" ermöglicht dem Denker sein Tun sofort zu überprüfen, aber auch dritten Personen mitzuteilen. Die letzte Form, dem „Reflection on action" kann man der Reflektion, die jede Pflegekraft im Rahmen ihrer Tätigkeit gelegentlich, spätestens aber in Supervisionen durchführen sollte, gleichstellen.

Systemisches Denken

Um beste Pflege durchführen zu können muss sich die Pflegekraft auch des systemischen Denkens bedienen. Manche Quellen nennen diese Art des Vorgehens auch kybernetisches Denken.

Es geht dabei darum zu verstehen, dass alles als System miteinander verbunden ist und sich die einzelnen Elemente untereinander beeinflussen. Um zunächst einen Überblick zu erhalten, können Subsysteme definiert werden. Letztlich tut dies auch Clinical Reasoning: Interaktives Reasoning kann als Subsystem des Sozialen Reasoning und dieses wiederum als Subsystem des Systemischen Reasoning verstanden werden. Die systemisch denkende Pflegekraft berücksichtigt folglich Komponenten, die auch außerhalb des eigentlichen Pflegesettings liegen. So ist beispielsweise die Compliance eines Bewohners nicht nur von ihm selbst sondern auch von den Meinungen und Ansichten des sozialen Umfeldes wie Familie und Freunde abhängig.

10.1.1.3 Denkstrategien

Pesut und Herman (1999) schlagen vor, dass sich die Pflegekraft ihres Denkens bewusst sein soll und fordern den Einsatz von Denkstrategien.

Sie schlagen dabei folgende Denkstrategien vor:
- Denkarbeit (Knowledge Work)
- Selbstgespräch (Self-Talk)
- Schemasuche / Mustersuche (Schema-Search)
- Modellfall (Prototype Identification)
- Hypothesenbildung (Hypothesing)
- Kausalzusammenhang (If-Then-Thinking)
- Vergleichsanalyse (Comparative Analysis)
- Nebeneinanderstellung (Juxtaposing)
- Reflektion (Reflexive Comparison)
- Sichtänderung (Refraiming)
- Selbstbeobachtung (Reflection Check)

Denkarbeit (Knowledge Work)

Mit Denkarbeit ist das aktive Lesen, Nachdenken, Schreiben und Erlernen des pflegerischen Vokabulares, theoretischem Fachwissens und der Zusammenhänge gemeint, um eine hohe Fachkompetenz zu erreichen und zu erhalten.

Selbstgespräch (Self-Talk)

Laut oder in Gedanken mit sich selbst sprechen und die eigene Handlung (aktive self) selbst erläutern und kommentieren (reflektive self) ist hierunter zu verstehen. Selbstgespräche aktivieren dabei weiteres und genaueres nachdenken.

Schemasuche / Mustersuche (Schema-Search)

In der Mustersuche sucht die Pflegekraft Zusammenhänge und Ähnlichkeiten (Muster) zwischen aktuellen Fällen und Problem und bereits bearbeiteten. Gemeint ist hier auch ein „Lernen aus Erfahrung". Die Pflegekraft sucht nach Erfahrungen, die zum aktuellen Fall hilfreich sein könnten.

Modellfall   **(Prototype Identification)**

Prototypen und Modellfälle können helfen zu verstehen, wie es in diesem Fall, bei diesem Problem weiter geht. Die Pflegekraft soll sich dabei fragen: „Wie ist der „normale" Verlauf – welche Konsequenzen ergeben sich üblicherweise?"

Hypothesenbildung   **(Hypothesing)**

Aufgrund erster Eindrücke, Daten, Fakten (Cues) können Hypothesen gebildet werden. Diese können im weiteren CRA-Prozess überprüft und evaluiert werden. Manche werden weiter verfolgt, andere müssen verworfen werden.

Kausalzusammenhang   **(If-Then-Thinking)**

Ideen und deren logische Konsequenzen werden hierbei in Zusammenhang gebracht. „Was folgt woraus?" bzw. „Was hart welches Ziel oder welche Konsequenz?"

Vergleichsanalyse   **(Comparative Analysis)**

Vergleichsanalysen zu bilden ist eine Denkstrategie, bei der die Stärken und Schwächen der Ideen und Hypothesen miteinander verglichen werden. Alternativen werden miteinander in Beziehung gebracht und überprüft.

Nebeneinanderstellung   **(Juxtaposing)**

Der momentane Zustand wird beim Juxtaposing dem gewünschten Endzustand, dem Erfolg daneben gestellt. Beide werden miteinander verglichen. Die dadurch ersichtlichen Unterschiede können helfen, die notwendigen Maßnahmen zu erkennen.

Reflektion   **(Reflexive Comparison)**

Während des gesamten Therapieprozesses, der gesamten Zeit der Pflege, aber auch bereits beim Assessment werden immer wieder Werte und Aussagen miteinander verglichen. Eine Evaluation findet somit begleitend und nicht nur abschließend statt.

Sichtänderung **(Refraiming)**

Diese Denkstrategie berücksichtigt andere Sichtweisen. Dabei ist sowohl die Sichtweise anderer Fachkräfte (Multigrade Clinical Reasoning), als auch das Ändern der eigenen Sichtweise gemeint. Probleme werden nun in einem neuen Blickwinkel und unter anderen Rahmenbedingungen betrachtet.

Selbstbeobachtung **(Reflection Check)**

Das Beobachten der eigenen Problemlösungsstrategie, der eigenen Argumentation und Herangehensweise beinhaltet diese Denkstrategie der Selbstbeobachtung. Kritisches und überprüfendes Denken mit sich selbst und den getroffenen Entscheidungen wird hier verlangt (Pesut und Herman 1999).

Auch de Bono (2008) stellt Instrumente zu Denkstrategien vor, die das Denken der Pflegekraft fördern sollen und ihr dadurch im CRA-Prozess dienlich sein können.

Er beschreibt dabei die zwei Denkstrategie-Modelle:
- Six Thinking-Frames   (Six Frames for Thinking about Information)
- Six Thinking-Hats

Six Thinking-Frames **(Six Frames for Thinking about Information)**

Mit den sechs „Denkrahmen" stellt de Bono ein System von Bezugsrahmen (Frames) vor, die der Pflegekraft bei der zielgerichteten Suche nach Informationen helfen können.

„The frames can be used by an individual as he or she looks at information. The frames can be used as a language code between two people or in a group discussion. They provide a simple shorthand for directing attention or suggesting that attention may be directed to one particular aspect of the information."(de Bono 2008, S. 120)

Warum de Bono es für wichtig erachtet beim Denken und bei der Suche nach Daten und Informationen die von ihm vorgeschlagenen sechs Denk-Bezugsrahmen einzusetzen erläutert er in einem Beispiel:

„If you ask someone to go into the garden and look at all colours, that person is likely to notice the dominant colours – red in roses, yellow in daffodils, etc. – but may not notice colours that are less obvious. If you asked the same person to go out and look for the colour blue, and then the colour red and then the colour yellow, the attention scan would be much more comprehensive."
(de Bono 2008, S. 4)

Für die Pflegekraft bedeutet dies im CRA-Prozess, dass sie wesentlich mehr und genauere Daten erhält, wenn sie weiß, nach was sie sucht und dementsprechend ihre Suche auch zielorientiert aufbaut. Die Frames sollen ihr hierbei helfen.

„Having frames for thinking about information means that with each frame the mind is prepared and sensitised to notice diffeent things. We can pay attention to the accuracy of the information. We can pay attention to the point of view expressed in the information. Each frame prepares the mind to look at the information in an specific way. We see what we are prepared to see."
(de Bono 2008, S. 4)

Die Frames selbst hat de Bono als geometrische Figuren dargestellt um der denkenden Pflegekraft bereits aufgrund der Form eine Hilfe zum Einsatz der Frames zu geben.

Die Six Thinking-Frames nach de Bono sind:
- The Triangle Frame: Purpose   (Zielgerichtetheit)
- The Circle Frame: Accuracy   (Treffsicherheit)
- The Square Frame: Point of View (Standpunkt)
- The Heart Frame: Interest   (Interesse)
- The Diamond Frame: Value   (Wertigkeit)
- The Slab Frame: Outcome   (Ergebnis)

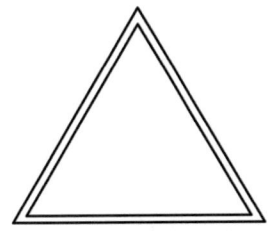

The Triangle Frame:
Purpose
(Zielgerichtetheit)
Die Suche nach Informationen kann dreierlei Absichten beinhalten.

Abbildung 32:
The Triangle Frame

Diese beschreibt de Bono mit Informationssuche als:

- Zeitvertreib   (Time fitting and distraction)
  Hierunter fällt beispielsweise das Lesen einer Tageszeitung.
- Allgemeines Interesse   (General Interest)
  Die Pflegekraft, die sich für z. B. für Anatomie interessiert könnte hier beispielsweise eine Artikel zum Thema "Aufbau des Herzens" innerhalb einer Fachzeitschrift lesen.
- Gezieltes Interesse   (Specific Interesst)
  Dieses tritt auf, wenn die Pflegekraft beispielsweise im Überleitungsbogen spezielle Informationen und Schlüsselworte (Cues) sucht.

Denkt die Pflegekraft im „Triangle Frame", so öffnet sie zunächst ihre Gedanken und fragt nach, welche (Arten von) Informationen benötigt werden (Browse) um anschließend gezielt nach diesen zu suchen (Scan).

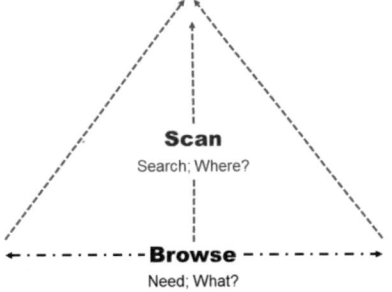

Abbildung 33:
Browse and Scan im Triangle Frame

Zur Informationsgewinnung kann sich die Pflegekraft zweierlei Fragearten bedienen:
- Shooting Questions

  Hier wird gezielt nach einer bestimmten Information, Menge, Qualität gefragt, z. B. "Wie kommen Sie mit ihrem neuen Rollstuhl zurecht?"
- Fishing Questions

  Durch diese Fragetechnik wird weniger vorgegeben, dem Pflegebedürftige steht nicht nur der Antwortinhalt sondern auch das Thema relativ frei, z. B. „Gibt es in letzter Zeit Probleme?" Auf diese allgemeinere Frage hin kann nun der Pflegebedürftige gezielt seine Schwierigkeiten mit dem Rollstuhl ansprechen – er kann aber auch andere Probleme in den Focus des Gespräches rücken.

Das Triangle Frame gibt die Möglichkeit zunächst durch eine Fishing Question ein großzügiges Gesprächs- und damit Informationsfeld zu öffnen (Browse) um dann, sollte es für den CRA-Prozess wichtig sein, mit gezielten Fragen (Shooting Question) wichtige Daten zu extrahieren (Scan).

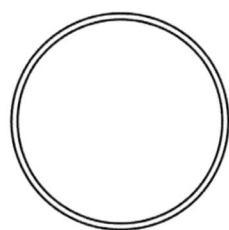

The Circle Frame:
Accuracy
(Treffsicherheit)

Abbildung 34:
The Circle Frame

Mit diesem Denkrahmen symbolisiert de Bono die Treffsicherheit. Die Pflegekraft soll dabei ihren Schwerpunkt auf die Frage richten, ob denn die gewonnenen Daten und Informationen wirklich korrekt sind, ob die richtigen und somit auch (alle) (die) notwendigen Informationen eingeholt wurden. Sind die Informationen „Eminence based", das bedeutet von einer Autorität so bestimmt und auch die Entscheidungen von einer Autorität beeinflusst und nur deshalb getroffen, weil es eine Autorität (Arzt, Heimleiter, Pflegedienstleitung) so will oder gründen sich Informationen und Entscheidungen auf Erfahrungswissen, Studien und Wirksamkeitsuntersuchungen (Evidence based).

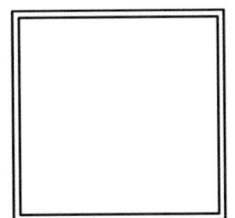

Abbildung 35:
The Square Frame

The Square Frame:
Point of View
(Standpunkt)

Das Quadrat wählte de Bono, da die vier Seiten eines Quadrates gleich lang sind. Informationen, Daten und Situationen (Wahrnehmungen) werden demnach zunächst aufgenommen, gleich-berechtigt betrachtet und analysiert jedoch nicht bewertet. Es besteht die Möglichkeit etwas „einseitig" zu betrachten oder alle bzw. viele Blickwinkel einzunehmen, somit etwas auch „von der anderen Seite aus", durchaus auch von der gegenüberliegenden Seite aus, zu betrachten, also den eigenen Standpunkt, die eigene Sichtweise zu verändern. De Bono fordert auf, dass sich die denkende Pflegekraft überlegt: „Is this the only way of viewing the data?" (de Bono 2008, S. 70)

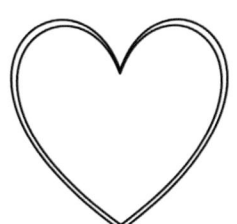

Abbildung 36:
The Heart Frame

The Heart Frame:
Interest
(Interesse)

Im Prozess des Clinical Reasoning in der Altenpflege soll die Pflegekraft Interesse zeigen. Dieses Interesse bezieht sich sowohl auf die Probleme und Bedürfnisse des Pflegebedürftigen als auch an der eigenen Arbeit, dem eigenen Beruf und den dazu notwendigen Kenntnisse (Fachwissen). Mit Interesse vorgehen bedeutet den Einsatz von generellem Interesse (General Interest) und speziellem Interesse (Specific Interest). „While 'general interest' does not need the concept of relevance, 'special interest' os directly based on relevance." (de Bono 2008, S. 83)

The Diamond Frame:

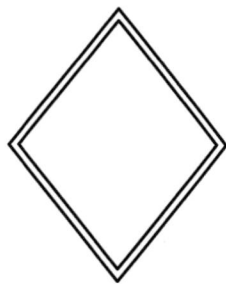

Value
(Wertigkeit)

Bevor nun die Suche nach Informationen abgeschlossen wird setzt die Pflegekraft den Diamant-Denkrahmen ein und überprüft die Wertigkeit und Wichtigkeit der bereits erhaltenen Informationen. „The value frame would tend to be used at the end – after the use of the other frames. What has been the value in this information." (de Bono 2008, S. 93) Es wird nunmehr darüber nachgedacht, ob die gefundenen Daten auch tatsächlich eine Antwort auf die gestellte(n) Frage(n) darstellt. „You frame the question very carefully and then you assess whether the information has indeed answered your question." (de Bono 2008, S. 95-96) Sollte die Pflegekraft sich nicht über die tatsächliche Wertigkeit der gewonnenen Informationen im Klaren sein, schlägt de Bono vor, dieses Daten ggf. Nochmals durch ein anderes Frame zu betrachten und abschließend das Diamond Frame zu benutzen.

Abbildung 37: The Diamond Frame

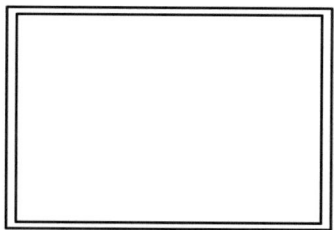

The Slab Frame:
Outcome
(Ergebnis)

Abbildung 38: The Slab Frame

Nun folgt ein zusammenfassendes Denken. Die Pflegekraft fragt sich nun beispielsweise:
- „Was kommt heraus?"
- „Was ist die Zusammenfassung?"
- „Hat die Information zufrieden gestellt?"
- „Werden weitere Informationen benötigt?"

Und letztlich auch, wie die gefundenen Informationen die weiteren Aktionen, Planungen sowie das Handeln und die Problembewältigung beeinflussen. De Bono zieht den Schluss, dass nicht jeder mit der gleichen Information zur selben Schlussfolgerung gelangt.

Six Thinking-Hats

Edward de Bono (1999) stellt mit seinen 6 Denkhüten (auch 6-Hut-Denken) eine Denkstrategie vor, die sowohl von der einzelnen Pflegekraft genutzt, als auch im Team angewandt werden kann. Es handelt sich dabei um ein Instrument, welches ermöglicht, dass systematisch unterschiedliche Denkpositionen zu einer Frage, einem Problem oder einer Entscheidung eingenommen werden können. Dadurch gewinnt die Pflegekraft wesentlich mehr Lösungen und Ideen als wenn sie nur einen Standpunkt mit einer Denkweise einnimmt. Das 6-Hut-Denken ist nach de Bono schnell zu erlernen und ohne materiellen, finanziellen oder organisatorischen Aufwand im CRA-Prozess einzusetzen.

Die „Six Thinking-Hats" nach de Bono sind:
- The White Hat
- The Red Hat
- The Black Hat
- The Yellow Hat
- The Green Hat
- The Blue Hat

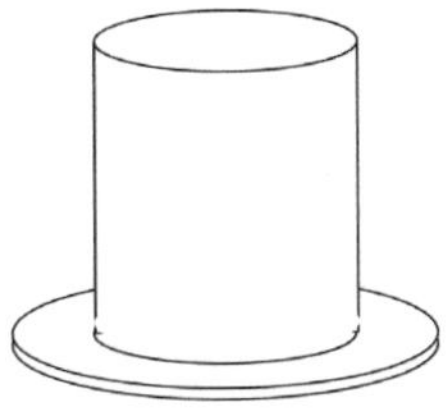

The White Hat
(Der weiße Hut)   Objektivität und Neutralität

Abbildung 39:
The White Hat

Der weiße Hut steht für das Sammeln von Daten und Informationen, ohne diese zunächst zu bewerten. „The white hat is about information. When the white hat is in use, everyone focuses directly and exclusively on information." (de Bono 1999, S. 25) Trägt die Pflegekraft den weißen Hut, dann verschafft sie sich einen objektiven Überblick über die Cues (Informationen, Daten, Fakten).

Folgende Fragen können der Pflegekraft dabei helfen:
- „Welche Informationen habe ich?"
- „Welche Informationen benötige ich?"
- „Welche Informationen fehlen mir (noch)?"

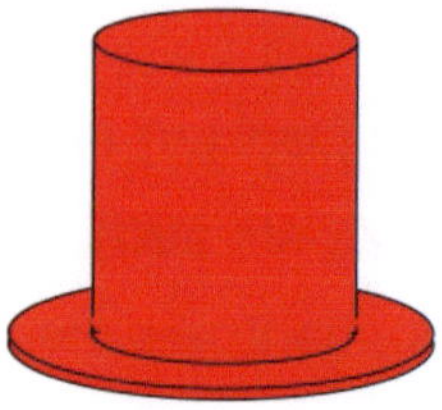

The Red Hat

(Der rote Hut) Subjektives, emotionales Empfinden

Abbildung 40:
The Red Hat

Der rote Hut ist der Hut der Emotionen und subjektiven Empfindungen. Hierbei sind sowohl positive, wie auch negative Gefühle gemeint. Dieser Denkhut beinhaltet auch die Aspekte Gefühl, Vermutung, Hoffnung, Zweifel und Intuition. „Wearing the red hat allows the thinker to say "This is how I feel about the matter."" (de Bono 1999, S. 70).

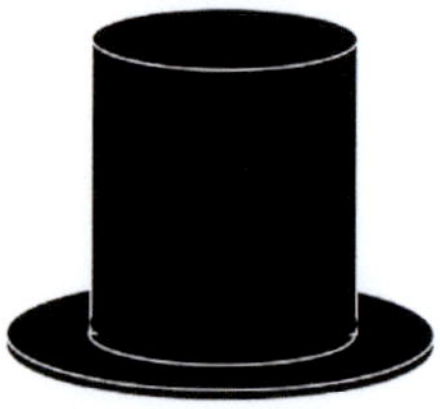

The Black Hat

(Der schwarze Hut)   Objektiv negative Aspekte

Abbildung 41:
The Black Hat

Trägt die Pflegekraft den schwarzen Hut stehen Bedenken, Zweifel, Gefahren und Risiken im Vordergrund ihres Denkens. Sie sucht nach objektiv negativen aber sachlichen Aspekten der gewonnenen Informationen oder zu treffenden Entscheidung. Das „Schwarz-Hut-Denken" beinhaltet Vorsicht und Zweifel.

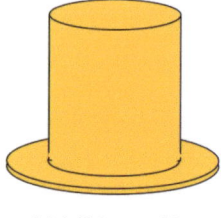

The Yellow Hat

(Der gelbe Hut)   Objektiv positive Aspekte

Abbildung 42:
The Yellow Hat

Der gelbe Denkhut repräsentiert das Gegenteil des schwarzen Hutes. Hier geht es der Pflegekraft darum, die positiven Aspekte zu entdecken und darüber nachzudenken.

„Yellow hat thinking is positive and constructive. (…) (It) covers a positive spectrum ranging from the logical and practical at one end to dreams, visions and hopes at the other end." (de Bono 1999, S. 112).

The Green Hat
(Der grüne Hut)   Kreativität

Abbildung 43:
The Green Hat

Kreativität, Wachstum und neue Ideen stehen für diesen Hut und diese Denkstrategie. Hiermit sucht die Pflegekraft Alternativen, neue und andere Lösungen zu finden. Mit dem grünen Hut auf dem Kopf sind negative, kritische Bemerkungen laut de Bono untersagt sondern vielmehr ist Lösungsorientierung erwünscht. „The green hat is the energy hat. Think of vegetation. Think of growth. Think of new leaves and branches. The green hat is the creative hat." (de Bono 1999, S. 115).

The Blue Hat
(Der blaue Hut)   Überblick

Abbildung 44:
The Blue Hat

Der blaue Hut steht für Kontrolle, Überblick und Organisation des gesamten Denkprozesses. Er repäsentiert somit Aspekte eines Meta-Denkens. Trägt die Pflegekraft diesen Hut, so ist sie aufgefordert ihre Denk-Ergebnisse zusammenzufassen und zu entscheiden, ob im weiteren Denkprozess eventuell nochmals bestimmte Hüte aufgesetzt werden müssen um bestimmte Bereiche nochmals zu durchdenken. „The blue hat is for thinking about thinking." (de Bono 1999, S. 145).

De Bono erachtet als den schlimmsten Feind des Denkens die Komplexität eines Problemes, denn dadurch kann es zu Verwirrung und Unübersichtlichkeit kommen. Probleme und Aufgaben müssen also von verschiedenen Seiten angedacht werden, ggf. mehrfach durchdacht und somit strukturiert verlegt werden. Hilfreich ist der Einsatz der sechs Denk-Hüte. „When thinking is clear and simple, it becomes more enjoyable and more effective. The Six Thinking Hats concept is very simple to understand. It is also very simple to use." (de Bono 1999, S. 172).

10.1.1.4 Einflussfaktoren auf das Denken

Clinical Reasoning in der Altenpflege erfolgt durch Pflegekräfte, die, wie alle Menschen, durch physische, psychische und kognitive Fähigkeiten und Fertigkeiten beschränkt sind. Außer diesen, in der eigenen Person liegenden Umstände, wirken weitere Faktoren von außen auf sie ein. Diese beeinflussen auch das Denken der Pflegekraft. Solche, sogenannte kognitive Verzerrungen können neben Sprache, Kultur, Intelligenz und eigenem Wissen ebenso psychische Erscheinungen beinhalten. Die Liste der kognitiven Verzerrungen (Cognitive Biases) ist lang und kann an dieser Stelle nicht erschöpfend dargestellt werden (Näheres im Anhang 3). Deshalb wird auf die nachfolgende kurze Aufstellung verwiesen.

Nach Richard Paul (Paul 1993) beeinflussen vier Hauptfaktoren das menschliche Denken:

- Anpassung an das soziale Umfeld

  Menschen leben angenehmer mit anderen zusammen, die ähnlich denken. Daher suchen sie sich Freunde mit ähnlichen Wertvorstellungen, Meinungen und Überzeugungen.

  („Menschen denken, wie die anderen in ihrer Umgebung") (Miller 2000)

- Belohnungsverhalten

  Denkt man ähnlich gibt es in der sozialen Gruppe weniger Ärger. Belohnungen und Lob sind häufiger, mit Kollegen lässt sich leichter zusammen arbeiten.

  („Menschen denken so wie sie denken, weil sie dafür belohnt werden") (Miller 2000)

- Vermeidungsverhalten

  Ansichten und Überzeugungen naher Bekannte, Freunde oder Familienangehörige werden ungern in Zweifel gezogen.

  („Menschen scheuen sich, eine abweichende Meinung zu vertreten") (Miller 2000)

- Opportunismus
  Durch bestimmte Denkstile und Verhaltensweisen kann der Mensch eigene Interessen verfolgen und damit Vorteile gewinnen. Denkt man beispielsweise ähnlich wie ein Vorgesetzter und stellt dessen Meinung nicht zur Diskussion kann man eher befördert werden.
  („Das Denken wird von persönlichen Interessen beeinflusst")
  (Miller 2000)

Das Denken als Aspekt der Kognition ist eine wichtige Fähigkeit im CR-Prozess. Nur wenn die Pflegekraft über die unterschiedlichen Formen und Methoden des Denkens unterrichtet ist, kann sie diese anwenden und in den Pflegeprozess positiv einfließen lassen. Die Gedanken formen unser Handeln. Daher ist unser Handeln durch unsere Gedanken bestimmt. Gute Pflege heißt richtig Handeln – heißt also auch: Richtig denken!

> „Wir sind, was wir denken.
> Alles was wir sind,
> entsteht mit unseren Gedanken.
> Mit unseren Gedanken machen wir die Welt!"

(Zitat wird Buddha zugeschrieben)

Welche Macht unsere Gedanken haben zeigen selbsterfüllende Prophezeiungen und psychosomatische Erkrankungen. Nutzen wir dieses Wissen, kann unser Denken dazu beitragen im CRA-Prozess bestmögliche Ergebnisse zu erzielen.

Der Ausspruch: „Unser Leben ist, wozu unser Denken es macht!" wird Mark Aurel zugeschrieben und gilt im übertragenen Sinn auch für die Pflege: „Unsere Pflege ist, wozu unser Denken sie macht!"

10.1.2 Wahrnehmung

Der Bereich „Wahrnehmung" hat entscheidende Bedeutung in der Pflege und somit auch im Clinical Reasoning der Altenpflege. Bereits in der Altenpflegeausbildung nimmt somit die Krankenbeobachtung, also das Erfassen von Pflegeproblemen, gesundheitlichen Veränderungen, aber auch Wohlbefinden und Unwohlsein aufgrund verbaler oder nonverbaler Hinweisen einen breiten Raum ein.

Unter Wahrnehmung ist ein Prozess zu verstehen, der Objekte und Ereignisse in der Umwelt (Pflegesetting) aufnimmt, also mit den Sinnen empfindet, versteht, klassifiziert und den Menschen (Pflegekraft) vorbereitet, darauf zu reagieren. (Gerrig und Zimbardo 2008)

Der Prozess der Wahrnehmung kann in drei Stufen unterteilt werden:

- **Empfinden als sensorischer Prozess**
  Hier wird der Reiz durch Stimulation der Sinnesrezeptoren der Pflegekraft als neuronaler Impuls aufgenommen. Die Rezeptoren der Sinnesorgane leiten diese Impulse dann zum Gehirn weiter.
- **Perzeptuelle Organisation**
  Nun wird der Perzept (das Wahrgenommene) im Gehirn dargestellt. Die Pflegekraft macht sich Dank ihrer Gehirnleistung eine innere Vorstellung der äußeren Welt. Dabei werden bestimmte Bereich, wie beispielsweise Größe, Form, Bewegung durch das Gehirn geschätzt und ergänzt, was zu Fehlern, beispielsweise bei optischen Täuschungen, führen kann.
- **Identifikation und Wiedererkennung**
  In dieser Stufe wird dem Perzepten Bedeutung zugewiesen. Runde Objekte werden zu Uhren, Münzen oder Steckbecken, Menschen werden als weiblich oder männlich identifiziert, Pflegekraft oder Pflegebedürftiger, Reinigungskraft oder Facharzt. „Auf dieser Stufe ändert sich die Wahrnehmungsfrage („Wie sieht das Objekt aus?) zur Frage der Identifikation („Was ist das für ein Objekt?") und zur Frage der Wiedererkennung („Was ist die Funktion dieses Objektes?"). (Gerrig und

Zimbardo 2008, S. 108-109). Zu dieser Identifikation und Wiedererkennung benötigt die Pflegekraft weitere (sogenannte höhere) Aspekte der Kognition wie Theorien, Erinnerungen, Denken und somit auch Wertvorstellungen, Einstellungen und Haltungen. Eben aber durch den Einfluss dieser, verbunden mit Erfahrungen kommt es dazu, dass Objekte (Perzepten) nicht immer als das erkannt werden, das sie sind, sondern beispielsweise optische Täuschungen entstehen.

10.1.2.1 Wahrnehmungstäuschungen

Am „augenfälligsten" sind optische Täuschungen der Wahrnehmung, weshalb in der Literatur, als auch im Internet zahlreiche Darstellungen hierzu existieren. Für die Pflegekraft bedeutet diese Erkenntnis, nicht dem ersten Eindruck, Anblick zu trauen, sondern Gesehenes genau zu hinterfragen, weitere Untersuchungen anzustellen und ggf. andere Pflegekräfte zu Rate zu ziehen.

Die bekanntesten Täuschungen in diesem Bereich sind:

- **Relativität von gerade und parallel**
  Erstmals 1874 von Hugo Münsterberg (1863 – 1916) beschrieben.
- **Relativität von Farben**
  Sieht man einige Zeit beispielsweise auf eine rote Fläche, so wird im Gehirn, sieht man nun auf eine reinweiße Fläche, der gleiche Fleck in der Komplementärfarbe grün abgebildet. Ein Grund, weshalb OP-Kleidung nicht weiß sondern grün ist, um diesen (störenden) Eindruck zu vermeiden.
- **Relativität von Helligkeit**
  Farbtöne können in Dämmerung heller erscheinen, als sie bei hellem Tageslicht tatsächlich sind.

- **Überbetonung von Kontrasten**

   Bei sehr kontrastreichen Darstellungen, beispielsweise dem von Ludimar Hermann (1838 – 1914) vorgestellten Hermann-Gitter (auch später von Karl Ewald Konstantin Hering (1834 – 1918) als Hering-Gitter beschrieben) entsteht der optische Eindruck, dass in den Ecken – je nach Darstellung hellere oder schattierte Bereiche sich befinden.

- **Relativität der Größe**

   Je nach dem kontextuellen Umfeld erscheinen gleich große Objekte, beispielsweise Linien, unterschiedlich groß. Die Beispiele reichen hier von der „Ponzo-Täuschung" (auch „Railway-Lines-Täuschung") nach Mario Ponzo (1882 – 1960) über die „Müller-Lyer-Täuschung", die vom Psychologen und Soziologen Franz Müller-Lyer (1857 – 1916) beschrieben wurde, bis zur Ebbinghaus-Täuschung nach Hermann Ebbinghaus (1850 – 1909).

- **Relativität des Blickwinkels**

   Eine gelegentliche Änderung des Blickwinkels nutzt nicht nur im CRA-Prozess der Pflegekraft, sondern auch um den Täuschungen des Tribar des schwedischen Künstlers Oscar Reutersvärd (1915 – 2002) bzw. dem Penrose-Dreieck nach Sir Roger Penrose (geb. 1931) zu entgehen.

- **Wahrnehmung nicht vorhandener Objekte**
   (Gesetz der guten Gestalt)

   Eine optische – und in manchen Fällen im übertragenen Sinne auch kognitive Täuschung – besteht darin, nicht vorhandenes wahrzunehmen. Das Gehirn konstruiert sich nach dem Gesetz der guten Gestalt objekte, die eigentlich nicht vorhanden sind. Beispiel hierfür ist das nach Gaetano Kanizsa (1913 – 1993) benannte Kanizsa-Dreieck. Auch existieren hier in der Literatur Darstellungen nichtexistenter Würfel, Kreise oder durchbrochene Linien wie die, nach dem deutschen Psychologen Walter Ehrenstein (1899 – 1961) benannte Ehrenstein-Täuschung.

- **Mehrfach wahrgenommene Objekte**

  Kippfiguren, wie der Necker-Würfel nach Louis Albert Necker-de Saussure (1786 – 1861) zeigen, dass das gleiche Objekt nicht nur von unterschiedlichen Personen unterschiedlich gesehen werden kann, sondern sich auch bei weiterer Betrachtung durch die gleiche Pflegekraft immer wieder ändern kann.

- **Bewegungsillusion**

  Bei der Bewegungsillusion entsteht seitens des Betrachters der Eindruck, dass Bewegung wahrgenommen wird, wo keine stattfindet. Dies geschieht in der Darstellung der Kreisring-Sektoren-Täuschung oder auch bei den „Rotating snakes", eine vom japanischen Psychologen Akiyoshi Kitaoka (geb. 1961) im Jahre 2006 publizierte Täuschung.

Gerade die Bewegungsillusion, der man genauso unterliegen kann, wenn man sich in einem Zug befindet und der daneben stehende Zug fährt an, ist ein gutes Beispiel dafür, dass die Pflegekraft ihrer, im ersten Anschein getroffenen Wahrnehmung nicht immer trauen darf. Umso verständlicher wird dann auch das Verhalten mancher Pflegebedürftigen, die sensorische oder kognitive Beeinträchtigungen aufweisen, die zu Täuschungen führen können. Im Bereich der Cue-Acquisition ist es daher für die Pflegekraft wichtig, wirkliche Cues und Hinweisreizen, nicht aber Täuschungen nachzugehen.

10.1.2.2 Wahrnehmungsmöglichkeiten

Die Hinweisreize können im Prozess des Clinical Reasoning in der Altenpflege durch die Pflegekraft entweder einzeln oder in Kombination mehrerer Sinne aufgenommen werden. Es sind dies:

- **Optische Wahrnehmungen über die Augen**

  Die Pflegekraft kann Gestik, Mimik und Verhalten des Pflegebedürftigen, aber auch ob er schwitzt, zittert oder gerötet ist sehen und daraus Erkenntnisse ableiten.

- **Auditive Wahrnehmungen über die Ohren**

    Schmerzäußerungen, wie auch Kundgabe der Freude oder des Ärgers können hier durch die Pflegekraft wahrgenommen werden.

- **Olfaktorische Wahrnehmungen über die Nase**

    Unterschiedlicher Geruch der Haut oder Mundgeruch (Foetor ex ore) können auf Krankheiten hindeuten.

- **Gustatorische Wahrnehmungen über die Zunge**

    Beim Probieren der Nahrung stellt die Pflegekraft ggf. deren Geschmack fest und kann Rückschlüsse ziehen, warum der Pflegebedürftige nicht isst.

- **Haptisch-taktile Wahrnehmungen über die Haut**

    Hierunter fallen alle sensorischen Wahrnehmungen möglicher Oberflächenstrukturen: Die Pflegekraft fühlt Berührungen des Pflegebedürftigen, sie stellt Verhärtungen, aber auch Wärme und Kälte der Haut fest.

- **Kinästhetische-Vestibuläre Wahrnehmungen über den Gleichgewichtssinn und Bewegungsapparat**

    Hierbei spürt sich die Pflegekraft in den Bewegungsablauf des Pflegebedürftigen ein und stellt beispielsweise Unsicherheiten aufgrund Lageänderungen fest.

- **Emotionale Wahrnehmung über Spiegelneurone**

    Empathie ist für Pflegekräfte sehr wichtig und bis vor kurzem war nur bekannt, dass das äußere Erscheinungsbild (Körperhaltung), verbale Äußerungen (weinen, lachen) der Pflegekraft Rückschlüsse auf den Gefühlszustand des Pflegebedürftigen geben können. Tania Singer (2004) zeigte in ihrer sogenannten „Empathie-Studie" allerdings, dass aufgrund der Spiegelneuronen im Beobachter die gleiche Region des Gehirnes für die Schmerzwahrnehmung aktiv ist, wie beim Schmerzpatienten. (Singer et al. 2004) Aufgrund der Spiegelneuronen (Imitationsneurone), dies zeigen ihre Studien unter Verwendung von bildgebenden Verfahren, ist es demnach der Pflegekraft möglich, empathisch sich in den Pflegebedürftigen einzufühlen und so dessen Empfindungen wahrzunehmen.

10.1.3 Motivation

Motivation bezeichnet Prozesse, die zur Initiierung, Richtungsgebung und Aufrechterhaltung von Aktivitäten dienen. Diese können sowohl physischer als auch psychischer Ausprägung sein (Gerrig und Zimbardo 2008). „Das Wort Motivation stammt vom Lateinischen movere, was so viel bedeutet wie ‚bewegen'." (Gerrig und Zimbardo 2008, S. 414). Je nach dem Ort der antreibenden Quelle zur Motivation wird unterschieden in:
- Intrinsische Motivation
- Extrinsische Motivation

Intrinsische Motivation

Bei der intrinsischen Motivation wird ein Ziel aus innerem Antrieb heraus verfolgt. Die Pflegekraft bildet sich beispielsweise aufgrund eigenem Interesses im Bereich des Clinical Reasoning fort.

Extrinsische Motivation

Im Gegensatz dazu steht die extrinsische Motivation, die die Ursache im Äußeren hat. In diesem Fall bezieht die Pflegekraft die motivationale Ursache sich beispielsweise im Bereich des Clinical Reasoning fortzubilden aus der Möglichkeit eines beruflichen Aufstiegs, besserer Bezahlung oder angenehmerer Arbeitszeiten.

Ob die Pflegekraft im Rahmen des CRA-Prozesses intrinsisch oder extrinsisch motiviert ist, ist ebenso von außen nicht zu sehen, wie dies auch beim Pflegebedürftigen, dem anderem Partner innerhalb des Pflegesettings, nicht beobachtbar ist.

Lediglich das, durch die Motivation geänderte Verhalten kann beobachtet werden, wofür Burtchen (2003) sieben Indikatoren nennt:

- Ausmaß der Aktivität
- Ausmaß des (Lern)-zuwachses, der Verhaltensänderung
- Erreichtes Leistungsniveau
- Ausmaß des Widerstandes gegen eine Performanz-Behinderung
- Bevorzugung eines bestimmten Zieles oder einer Aktivität
- Ausmaß der Zielstrebigkeit, also welche anderen Aktivitäten dazwischen kommen können
- Menge und Geschwindigkeit der Performanz

Nach Burtchen (2003) lassen sich Motivation und Emotion zwar begrifflich voneinander unterscheiden, stellen aber keine getrennten Prozesse dar sondern sind sozusagen zwei Seiten einer Medaille. Hierbei stellt die Motivation die antriebs- und zielgerichtete Seite, die Emotion die Befindlichkeitsseite dar (Burtchen 2003).

Im CRA-Prozess ist Motivation und Emotion sowohl auf der Seite der Pflegekraft, als auch auf der des Pflegebedürftigen wichtig. Einerseits muss die Pflegekraft motiviert sein, um im CR die bestmögliche Lösung für den Pflegebedürftigen zu finden und auch dementsprechende Pflegeinterventionen durchzuführen, wobei Emotion in Form von „Liebe zum Beruf", aber auch anerkennendes, respektvolles Umgehen mit dem Pflegebedürftigen alle Maßnahmen der durchzuführenden Pflege flankieren, andererseits zeigt sich die Motivation des Pflegebedürftigen beispielsweise im Willen, eine gemeinsame Pflege zu realisieren (wichtig u. a. im Konditionalen Reasoning), als auch in der gezeigten Compliance. Gleiches gilt für den Bereich der Emotionen des zu pflegenden, der sich mit all seinen (Pflege)-Problemen offenbart und in dessen intimste Bereiche eingegriffen wird.

10.2 Wissen

Um erfolgreiche Denk- und Entscheidungsprozesse im Rahmen des Clinical Reasoning anzustoßen, genügen nicht alleine kognitive Fähigkeiten wie Motivation, Wahrnehmung und Denken. Hierzu ist Fachwissen notwendig, welches in jedem konkreten Fall des Pflegebedürftigen individuell verknüpft wird. „Kognitive Fähigkeiten und Wissen stehen also in wechselseitiger Beziehung zueinander." (Klemme und Siegmann 2006, S. 15) Kognitive Fähigkeiten führen dazu, dass Daten und daraus entstehende Informationen aufgenommen und verarbeitet werden. Dies geschieht u. a. durch wahrnehmen und lernen. Ist dieser Vorgang abgeschlossen, so entsteht Wissen – und schließlich nachdem dieses zu einer Veränderung der Habitualisierung der Pflegekraft geführt hat – auch Bildung.

Klemme und Siegmann (2006) sehen in der Fülle der gespeicherten Informationen eine Notwendigkeit, um Pflegeprobleme erfolgreich zu bearbeiten und zu lösen. Wissen ist demnach eine Grundlage des CRA-Prozesses. „Eine fundierte fachspezifische Wissensbasis ist Voraussetzung für eine erfolgreiche (…) (pflegerische) Tätigkeit." (Klemme und Siegmann 2006, S. 20) Allerdings ist nicht alleine die Menge des angehäuften Wissens ausschlaggebend sondern besonders auch die Kompetenz (Fähigkeit und Fertigkeit) dieses im konkreten Fall, im vorliegenden Pflegesetting anzuwenden. „Ein umfangreiches Wissen allein ist also kein Garant für erfolgreiches Clinical Reasoning (…)." (Klemme und Siegmann 2006, S. 20)

10.2.1 Formen und Dimensionen des Wissens

Wissen kann sich in unterschiedlichen Formen und Dimensionen darstellen, je nachdem, wer der Wissensträger ist, ob er sich seines tatsächlichen Wissens auch bewusst ist und inwieweit es fakten- bzw. handlungsorientiert ist.

Für den CRA-Prozess sind nachfolgende Formen und Dimensionen bedeutsam:

Explizites und implizites Wissen

Je nachdem, ob sich die Pflegekraft ihres Wissens bewusst ist, kann dieses in explizites oder implizites Wissen (auch „stilles Wissen" oder Tacit Knowledge) unterschieden werden. **Explizites** (ausdrückliches) Wissen kann durch die Pflegekraft eindeutig kommuniziert werden. Sie ist sich bewusst dieses Wissen zu besitzen und kann dies auch in Schrift und Sprache ausdrücken. Meist stellt es Wissen dar, welches im Rahmen der Ausbildung oder Fort- und Weiterbildung erworben wurde und vielleicht auch bereits in einer Prüfung abgefragt wurde. Explizites Wissen kann durch „Publikationen, Forschungsunterlagen, Plänen oder Datenbanken weitergegeben und im wissenschaftlichen Diskurs sowie in der Lehre ausgetauscht werden. (Klemme und Siegmann 2006, S. 21) **Implizites** (stilles) Wissen ist nicht verbalisierbar, eher erfahrungsgebunden und intuitiv zu charakterisieren. Die Pflegekraft führt bestimmte Tätigkeiten aus, ohne sich bewusst zu sein, dass sie ein spezielles wissen benötigt und über dieses auch verfügt. Man kann folglich sagen, dass die Pflegekraft mehr weiß, als sie sich bewusst ist zu wissen. Gerade Pflegekräfte mit einem hohen Grad an Expertise verfügen im CRA-Prozess über eine große Menge impliziten Wissens, was zu intuitivem und routiniertem Handeln führt und so die richtige Lösung des Problems ermöglicht und erleichtert. (Klemme und Siegmann 2006)

Deklaratives und prozedurales Wissen

„Unter dem deklarativen Wissen wird das Faktenwissen verstanden, das eine (…) (Pflegekraft) im semantischen Gedächtnis gespeichert hat und daraus wieder abrufen kann. Das prozedurale Wissen wird demgegenüber auf die im Operatorgedächtnis verfügbaren Operationen bezogen, die (…) (die Pflegekraft) in die Lage versetzt, komplexe kognitive Prozesse (…) durchzuführen, ohne dabei einzelne Komponenten der Prozesse oder Handlungen bewusst kontrollieren zu müssen." (Seel 200, S. 204).

Auf den Punkt gebracht kann man beide Wissensformen kurz fassen mit (Klemme und Siegmann 2006):

Deklaratives Wissen: „Wissen, dass…" (Knowing that)

Prozedurales Wissen: „Wissen wie…" (Knowing how)

Individuelles und organisationales Wissen
Individuelles (auch personales) Wissen bezieht sich direkt auf die Pflegekraft. Es ist dasjenige Wissen, welches selbst durch Lernen und Üben im Rahmen von Ausbildung und Sozialisation erworben wurde und repräsentiert sozusagen internalisierte Erfahrungen und Kompetenzen. Im CRA-Prozess kann die Pflegekraft im Rahmen ihrer Expertise darauf zugreifen. Nutzt sie darüber hinaus Kenntnisse der Arbeitskollegen, der Organisation (Heim, Krankenhaus, Reha-Klinik) in der sie arbeitet oder auch Studien (EbN, also externe Expertise durch den Gebrauch von Kenntnissen aus der Pflegeforschung), so erweitert sie ihr Wissensfeld zum organisationalem (kollektivem) Wissen. „**Organisationales** Wissen ist die von Organisationsmitgliedern entwickelte Fähigkeit, in Organisationskontexten angemessene Unterscheidungen treffen zu können (…). (Aus) individuellem Wissen der Mitglieder einer Organisation (…), welches aus implizitem und explizitem Wissen besteht, (muss) kollektives Wissen beziehungsweise organisationales Wissen entstehen." (Hoffmann und Seither 2010, S. 1) Das organisationale Wissen ist dabei mehr, als die Summe des Wissens der Gesamtzahl der Pflegekräfte sondern setzt sich „aus individuellen und kollektiven (…) Wissensbeständen zusammen, auf die eine Organisation zur Lösung ihrer Aufgaben zurückgreifen kann." (Doepner 2005, S. 1).

10.2.2 Wissensrepräsentation

Wie oben gezeigt wurde verfügt die Pflegekraft über explizites und implizites Wissen und bedient sich auch beidem. Um im CRA-Prozess reflektiert das eigene Wissen als eine Basis zur Entscheidungsfindung und Argumentation einzubringen benötigt die Pflegekraft Expertise. Gerade aber hierin liegt das Problem, dass mit steigender Expertise das implizite Wissen ansteigt. Um dieses trotzdem darzulegen – und ggf.

auch lehrend weiter zu geben – muss es explizit gemacht werden: Das Wissen muss repräsentierbar und repräsentiert werden. Die Wissensrepräsentation (Knowledge Representation) dient im Rahmen dieser Modellierung aus implizitem Wissen explizites zu generieren.

Wie dieser Übergang gestaltet werden kann, dem Wissensmanagement, existieren mehrere Modelle, von denen die nachfolgenden die bekanntesten Vertreter sind (Haslinda und Sarinah 2009):
- Boisot's Knowledge Category Model (1987)
- Hedlund and Nonaka's Knowledge Management Model (1993)
- Nonaka's Knowledge Management Model (1995) auch „SECI-Modell"
- Kogut and Zander's Knowledge Management Model (1996)
- Skandia Intellectual Capital Model of Knowledge Management (1997)
- Demerst's Knowledge Management Model (1999)
- Stankosky and Baldanza's Knowledge Management Framework (2001)
- Frid's Knowledge Management Model (2003)

10.2.3 Wissenserwerb

Unter dem Oberbegriff "Wissenserwerb" ist Lernen in jeglicher Form zu verstehen. Lernen und Wissen gehören zusammen und benötigen Denken als Hilfsmittel. Miller und Babcock (2000) erläutern, dass Denken und Lernen eng miteinander verknüpft seien. „Denken ist einer der wichtigsten Aspekte des menschlichen Lernens. Unter Lernen wird allgemein der Erwerb neuer Erkenntnisse, Fertigkeiten oder Geisteshaltungen verstanden. (…) Wenn sie kritisch denken, dann denken Sie neu über eine Sache nach (Sie lernen) und bilden dadurch neue kognitive Strukturen aus, durch die Sie zu neuen Einsichten, Erkenntnissen oder Schlußfolgerungen gelangen. (…) Wenn Sie Dinge analysieren oder synthetisieren, dann lernen Sie. Wenn Sie Ihr Wissen neu ordnen oder neu strukturieren, dann lernen Sie. Wenn Sie merken, daß Ihnen kritisches Denken leichter fällt als vorher, dann lernen Sie. Immer wenn Sie müheloser denken, handeln oder empfinden als zuvor, dann lernen Sie." (Miller und Babcock 2000, S. 67-68).

Die in der Literatur ausgiebig beschriebenen Lerntheorien sind

- Behaviorismus
- Kognitivismus
- Konstruktivismus,

wobei jede Theorie im Pflegesetting und auch in der Ausbildung von Pflegekräften mehr oder weniger ausgeprägt Anwendung findet.

Damit sich die Pflegekraft selbst einordnen kann, welcher Lerntyp (Lernstil) sie ist um dann dementsprechend ihre CR-Fähigkeiten zu verbessern kann sie die von Kolb (1981) publizierten folgenden vier Lerntypen (Lernstile) nutzen:

- Konvergenzlerner   (Converger)
- Divergenzlerner   (Diverger)
- Assimilationslerner   (Assimilator)
- Akkomodationslerner   (Accomodator)

Mit dem Lernstil der Pflegekraft, aber auch des Pflegebedürftigen geht auch einher, wie bevorzugt Informationen aufgenommen und verarbeitet werden (denken und lernen). (Miller und Babcock 2000) Der Lernstil zeigt, welcher Lerntyp vorliegt, wie sich der Mensch Wissen aneignet. (Kolb 1981) „Dabei geht es mehr um die Form als um den Inhalt der kognitiven Leistung." (Miller und Babcock 2000, S. 75)

Konvergenzlerner   (Converger)

Beim Konvergenzlerner liegen die Stärken in der praktischen Anwendung ihrer Ideen. „Durch ihr hypothetisch-deduktives Denkvermögen sind Konvergenzlerner hervorragend für die Auseinandersetzung mit speziellen Problemen geeignet; er findet für alle Fragen und Probleme eine Lösung. Solche Menschen beschäftigen sich lieber mit Dingen als mit Menschen und spezialisieren sich oft auf naturwissenschaftlich-technische Bereiche." (Miller und Babcock 2000, S. 80).

→ Konvergenzlerner wenden Ideen praktisch an, lösen Probleme.

Divergenzlerner (Diverger)

„Die Stärken der Divergenzlerner sind denen der Konvergenzlerner entgegengesetzt. Ihre Domäne ist die konkrete Erfahrung und die kritische Beobachtung. Sie sind zumeist an Menschen interessiert und beschäftigen sich gern mit der Entwicklung von Ideen. Aufgrund ihres Vorstellungsvermögens sind Divergenzlerner in der Lage, konkrete Situationen aus verschiedenen Perspektiven zu betrachten und die einzelnen Aspekte zu einer sinnvollen Gestalt, einem Ganzen, zusammenzufügen." (Miller und Babcock 2000, S. 80)

→ Divergenzlerner nutzen ihr Vorstellungsvermögen, sehen das Gesamte

Assimilationslerner (Assimilator)

Assimilationslerner fühlen sich in abstrakter Konzeptualisierung und kritischer Beobachtung beheimatet. Sie entwickeln gerne theoretische Modelle und können durch ihr induktives Denkvermögen verschiedene Beobachtungen zu einer Gesamttheorie bzw. Hypothese zusammenfügen. „Ihnen geht es mehr um logische Folgerichtigkeit und Genauigkeit der Theorie als um deren praktische Anwendung" (Miller und Babcock 2000, S. 81), was unter anderem dazu führt, das sie sich weniger für den Menschen an sich interessieren. Assimilationslerner gehen den Dingen auf den Grund, suchen sich Bereiche in Grundlagenforschung, Mathematik (in der Pflege bevorzugen sie statistische Aufgaben und Herausforderungen) und finden sich seltener in angewandten Wissenschaften. Daher sind Assimilationslerner eher in Positionen vertreten, in denen planerische Kompetenzen benötigt werden. (Miller und Babcock 2000)

→ Assimilationslerner entwickeln theoretische Modelle und schlüssige Theorien

Akkomodationslerner (Accomodator)

Wiederum konträr stellt sich der Akkomodationslerner dar, der konkrete Erfahrungen beispielsweise in durchgeführten Versuch, Übungen und Experimenten sucht. Sie sind geprägt von Risikofreudigkeit und haben die

Fähigkeit, sich gut ungewöhnlichen, unvorhersehbaren Umständen anzupassen. (Miller und Babcock 2000) „Sie lösen Probleme oft intuitiv durch Versuch und Irrtum, wobei sie Informationen eher von anderen Leuten beziehen, als sich auf ihre eigenen analytischen Fähigkeiten zu verlassen."
(Miller und Babcock 2000, S. 81) Dieser Lernstil ist für handlungsorientierte Menschen im technisch-praktischen Bereich typisch, dabei fühlen sie sich in Gegenwart anderer Menschen wohl, werden manchmal aber auch als ungeduldig oder aufdringlich empfunden. (Miller und Babcock 2000)

→ Akkomodationslerner führen Pläne aus, sind offen für neue Erfahrungen und passen sich den Gegebenheiten an.

10.3 Metakognition

„Metakognition heißt beim Denken über das Denken nachzudenken. Metakognition ist den kognitiven Fertigkeiten, die unmittelbar an der Bewältigung intellektueller Aufgaben beteiligt sind, übergeordnet. Sie umfaßt die Planung, Überwachung und Steuerung der kognitiven Fertigkeiten." (Miller und Babcock 2000, S. 37)
Somit stellt Metakognition als Gesamtheit der Reflektionsvorgänge über den CR-Prozess eines der drei Kernelemente des Clinical Reasoning dar.

Reflektion kann die Pflegekraft dabei in zweierlei Weise einsetzen:

- Reflection in action   (Reflektion während des Handelns)
- Reflection on action   (nachträgliche Reflektion über das Handeln)

Reflektion ist somit ein Aspekt metakognitiver Fähigkeiten und verlinkt Denken und Handeln. (Beushausen 2009)

„Metakognitive Verfahren der Reflexion sind insbesondere für das Erlernen und Optimieren von Prozessen des Clinical Reasoning von großer Bedeutung." (Marienhagen 2009, S. 25)

10.4 Patienten-Input

Der Patienten-Input in den CRA-Prozess ist ein bedeutsames und variables Element gleichermaßen. Bedeutsam, da sich die Pflegeprobleme nach den Einschränkungen (Defizitmodell), den Fähigkeiten (Ressourcenmodell) und den Wünschen (Bedürfnismodell) des Pflegebedürftigen richten. Schließlich steht der Pflegebedürftige im Mittelpunkt des pflegerischen Interesses. Die nächste Dimension ist durch die unterschiedlichen CR-Formen vorgegeben. Je nach Reasoning-Form sind es andere Aspekte. Im Scientific Reasoning sind es die Diagnosen, im Interaktiven Reasoning die Beziehungsgestaltung, das Konditionale Reasoning ist geprägt durch die Möglichkeiten, die Absichten, die der Pflegebedürftige einbringt. Ebenso stellen sich die anderen Formen dar: Welche Geschichten und biographischen Anteile der Pflegebedürftige einbringt interessieren im Narrativen Reasoning und harte Fakten, beispielsweise Vermögen, Wohnverhältnisse oder die entsprechende Pflegestufe determinieren das Pragmatische Reasoning. Der Patienten-Input im Ethischen Reasoning ist mit Werten, Normen, Einstellungen und Glaubenssätzen assoziiert. Und letztlich bezieht sich der Patienten-Input auch auf die Compliance, also die Mitarbeit, die der Pflegebedürftige im Pflegesetting einbringt.

10.5 Umfeld

Das Umfeld des CRA-Prozesses schließt alles ein, was unmittelbar außerhalb der direkten Interaktion im Pflegesetting ist. Das bedeutet, dass im Umfeld bereits Aspekte der Mikro-Ebene enthalten sind, die sich über Exo-Ebenen, Meso- und Makro-Ebene bis zur Meta-Ebene (Ideologien und Weltanschauungen) ausdehnen. Ebenso beinhaltet das Umfeld die, weiter oben dargestellten Systeme (Mikro-, Meso-, Exo-, Chrono- und Makrosystem) des Ökosystemischen Ansatz nach Urie Bronfenbrenner.

Das Umfeld, vergleichbar mit dem Globe innerhalb der Themenzentrierten Interaktion nach Ruth Charlotte Cohn beinhaltet somit alle ökonomischen, gesellschaftlichen, sozialen, ökologischen und politischen Realitäten. Je nach CR-Form kann das beeinflussende Umfeld unterschiedlich ausgestaltet sein. Im

Pragmatischen Reasoning können es tatsächlich vorhandene Räumlichkeiten, Temperatur- oder Lichtverhältnisse sein, während im Interaktiven Reasoning Kommunikationsmuster, Alter, Geschlecht oder Schichtzugehörigkeit (sowohl der Pflegekraft als auch des Pflegebedürftigen) bestimmend sein können.

Nach Langmaack (2001) kann das Umfeld unter anderem umfassen:

- „das Zeitbudget, das zur Verfügung steht;
- die finanziellen Möglichkeiten;
- die Gesetze und die Grenzen;
- die politische, familiäre, berufliche Landschaft und die Hierarchien darin;
- das Alter, das Geschlecht, die Schichtzugehörigkeit der Menschen, mit denen wir zu tun haben;
- die Geschichte, individuell und universal.

Viele Ideen empfangen wir aus diesem (…) (Umfeld) und geben neue (…) zurück, auch Gefühle werden dort geweckt." (Langmaack 2001, S. 58-59).

10.6 Problem

Im Pflegeprozessmodell nach Verena Fiechter und Martha Meier steht an zweiter Stelle das Erkennen und Formulieren des Problems, also die Problembeschreibung. „Ein Pflegeproblem besteht, wenn die für die Bewältigung des Alltags notwendige Unabhängigkeit und das Wohlbefinden des Pflegebedürftigen beeinträchtigt sind und diese nicht eigenständig kompensiert werden können. (MDS 2005, S. 19) Pflegeprobleme sind also Probleme der Pflege, die auch durch Maßnahmen der Pflege beeinflusst werden können.

Ein Problem besteht nach Bamberger (2001) in der Regel aus vier Bestandteilen:

- „der Wahrnehmung einer Diskrepanz zwischen dem, wie etwas ist und dem, wie es (...) sein sollte (Ist-Soll-Diskrepanz) (...);
- der subjektiven Bewertung, nach der dieses „Soll" als deutlich attraktiver eingeschätzt wird als die aktuelle Ist-Befindlichkeit;
- dem vergeblichen Versuch, aus eigenen Kräften von Ist nach Soll zu kommen („Ist-Barriere-Soll-Modell");
- und den dysfunktionalen Interaktionsmustern, die sich quasi als Folge der misslungenen Problemlösungsversuche etabliert haben und die nun einem engeren Sinne sich als „das Problem" bzw. „die Probleme" präsentieren."

(Bamberger 2001, S. 15)

10.6.1 Problembeschreibung

Der MDS (2005) fordert eine genaue Problembeschreibung im Rahmen des Pflegeprozesses durchzuführen und diese transparent in den Dokumentationssystemen zu kommunizieren.

Die Problembeschreibung soll dabei (MDS 2005):
- Selbstpflegedefizite des Pflegebedürftigen nennen und
- Problembereiche ggf. priorisieren.

Das Ziel der Problembeschreibung wird darin gesehen, dass sich daraus eine „zusammenhängende, informative, übersichtliche, anschauliche und individuelle Kurzbeschreibung der Bereiche" (MDS 2005, S. 19) ergeben, in denen der Pflegebedürftige Unterstützung benötigt.

Die Beschreibung des Problems soll:
- „so kurz und knapp wie möglich (...)
- so exakt und spezifisch wie nötig (...) (und)
- so objektiv wie möglich (...)"

(MDS 2005, S. 20) sein.

Dabei ist es notwendig, dass die Problembeschreibung qualitative und quantitative Angaben, ggf. auch Ursachen, Erklärungen, Zusammenhänge und Art der Beeinträchtigung enthält (MDS 2005).

Für den Pflegealltag hat sich das PESR-Format der Problembeschreibung als nützlich heraus gestellt:

P	Problem	Was ist das Problem?
		Was hat der Pflegebedürftige?
E	Etiology	Was sind die Einflussfaktoren für dieses Problem? (Ursache, Etiology)
		Womit hängt das Problem zusammen?
		Warum hat er es?
S	Symptom	Wie zeigt / äußert sich das Problem? (Symptom)
		(Beobachtungen und Aussagen des Pflegebedürftigen)
R	Ressourcen	Welche Ressourcen sind beim Pflegebedürftigen und dessen sozialem Netzwerk vorhanden?
		Welche Fähigkeiten, Potentiale, Fertigkeiten hat der Pflegebedürftigen (Kompetenzen und Performanzen)

Folgende sechs Aspekte sind für die vollständig ausformulierte Problembeschreibung durch den MDS (2005) vorgegeben:

- **Nennung der betroffenen Aktivität oder Funktion**
  (Aussagen über Zustände, die Pflege erfordern. Pflegeproblem)
- **Art der Beeinträchtigung**
  (Was zeigt sich?
  Welche Lebensqualität ist betroffen?
  Leidet der Pflegebedürftige darunter?
  Fehlt es dem Pflegebedürftigen an speziellen Kenntnissen?)

- **Quantität und Qualität der Beeinträchtigung**

    (Wie zeigt sich das Problem, wie viel / wie stark?

- **Ursachen, Zusammenhänge und Risikofaktoren**

    (Warum tritt das Problem (akut) auf?

    Wann könnte sich das Problem (erneut) zeigen?

    In welchem Zusammenhang steht es?

    Welche Risikofaktoren bestehen?)

- **Darstellung und Ausdruck**

    (Symptome, Beobachtungen und Äußerungen?

    Wo und wie zeigt sich das Problem?

    Auf welchen Beobachtungen beruht das Pflegeproblem?

    Welche Äußerungen des Pflegebedürftigen waren ausschlaggebend?

    Nennung der betroffenen Lebensqualität aus der Perspektive des Pflegebedürftigen.)

- **Ressourcen, Fähigkeiten, Fertigkeiten, gezeigtes Verhalten**

    (Kompetenzen und Performanzen,

    Welche Potentiale hat der Pflegebedürftige?)

10.6.2 Problembeurteilung

Die Beurteilung des Pflegeproblems durch die Pflegekraft ist wichtig, da dies zur möglichen Problempriorisierung beitragen kann.

Faktoren, die die Problembeurteilung beeinflussen sind (Ginsburg 1980):

- **Art des Befundes**

    (Akuter retrosternaler Brustschmerz bedarf im Gegensatz zur chronischen Wunde einer sofortigen Behandlung. Infektiöse oder nicht infektiöse Erkrankung? Weitere Schädigung? Gefahr für Dritte?)

- **Schwere des Befundes**

    (Wurden 10kg Gewicht in einem Jahr verloren oder in zwei Wochen abgenommen?)

- **Verlauf und Dauer**
  (Akuter Husten oder chronischer Husten?)
- **Pflegerischer Hintergrund**
  (Sturz bei Demenz kann sich anders auswirken als beim markumarisierten Pflegebedürftigen)
- **Störender Einfluss auf den Pflegebedürftigen**
  (Hat der Pflegebedürftige Copings entwickelt und lebt damit oder fühlt er sich stark beeinträchtigt?)

10.6.3 Problemlösung

Im CRA-Prozess ist die Kenntnis um die Pflegeprobleme wichtig, im Vordergrund steht aber das Bearbeiten der Probleme und damit deren Lösung, die Problemlösung. Alle Pflegeinterventionen sind daraufhin ausgerichtet Pflegeprobleme zu lösen – zumindest aber eine Verschlechterung abzuwenden.

Allen Newel und Herbert Simon (1972) gelten als die Urheber der Problemlösungspsychologie, weshalb nahezu alle weiteren Studien zu diesem Themenbereich deren Arbeiten zitieren. Damit habe sie das Fundament zur Erforschung des Problemlösens gelegt (Cash 2010).

Newel und Simon (1972) unterscheiden nachfolgend fünf Stufen des Problemlösens:

1. Stufe: Problemerkenntnis und Problem erkennen
2. Stufe: Problem-Repräsentation erstellen.
            Anfangszustand und mögliches Ziel feststellen.
3. Stufe: Lösungen entwickeln und bewerten
4. Stufe: Lösung auswählen
5. Stufe: Lösung ausführen und evaluieren

Die IDEAL-Methode zur Problemlösung stellten 1993 John Bransford und Barry Stein vor.

Das Akronym „IDEAL" kann im Deutschen folgendermaßen umschrieben und dargestellt werden (Bransfort und Stein 1993; Cash 2010):

I	Identifiziere das Problem
D	Definiere und repräsentiere das Problem
E	Erkunde mögliche Strategien
A	Aktion, handle
L	Lösungen retrospektiv evaluieren

Albers et al. (2002) vom Institut für Produktentwicklung (IPEK) an der Universität Karlsruhe stellen das Akronym SPALTEN zur methodischen Problemlösung vor. Das Akronym symbolisiert gleichzeitig, wie bereits beim Problemzergliedern beschrieben, dass komplexe Probleme zur Bearbeitung und Lösung „geSPALTEN" werden müssen.
Die einzelnen Schritte sind hier (Albers et al. 2002):

S	Situationsanalyse	(Situation Analysis)
P	Problemeingrenzung	(Problem Containment)
A	Alternativen suchen	(Search for Alternative Solutions)
L	Lösungsauswahl	(Selection of Solutions)
T	Tragweitenanalyse	(Analysis of the Level of Fulfillment)
E	Entscheiden / Umsetzen	(Make Decision / Implement)
N	Nacharbeiten / Lernen	(Recapitulate / Learn)

11 Förderliche Instrumente im CR-Prozess

Um den CRA-Prozess möglichst schnell erfassen zu können und der Pflegekraft Unterstützung in der Entscheidungsfindung zu geben, können förderliche Instrumente eingesetzt werden.

Im nachfolgenden werden förderliche Instrumente im CR-Prozess vorgestellt:
- Pattern Recognition
- Illness-Script
- 4 C des Clinical Reasoning
- 6 L des Clinical Reasoning
- CR-Web

11.1 Pattern Recognition

Unter Pattern Recognition (Mustererkennung) ist die Fähigkeit der Pflegekraft zu verstehen, in einer Menge von Daten (Beobachtungen, Beschreibungen, Aussagen des Pflegebedürftigen) Regelmäßigkeiten, Ähnlichkeiten, Gesetzmäßigkeiten, also Muster zu erkennen. Durch die Anwendung dieser Mustererkennung gelingt es der Pflegekraft in dem zunächst ungeordneten Datenstrom eine gewisse Ordnung zu sehen. „Die Mustererkennung (…) kann als eine komprimierte, vor allem zeitsparende Form des (…) Vorgehens angesehen werden." (Beushausen 2009, S. 16) Pattern Recognition wird vor allem von Experten angewandt, die nicht mehr jedes Detail aufsuchen sondern ähnlich einem Scanner das Muster der vorliegenden Erkrankung und den daraus resultierenden Pflegebedarf aufgrund der Pflegeprobleme erfassen.

Pattern Recognition kann dabei auf zwei Wegen erfolgen:
- Schablonenvergleich   (Template Matching)
- Merkmalsanalyse   (Feature Analysis)

Sowohl Klemme und Siegmann (2006), als auch Beushausen (2009), die sich auf McAllister und Lincoln (2005) beruft, gehen lediglich auf die Möglichkeit der Mustererkennung nach dem Prinzip des Schablonenvergleichs (Template Matching) ein.

Schablonenvergleich   (Template Matching)

Beim Schablonenvergleich liegen im Gedächtnis der Pflegekraft bestimmte Erkrankungen und deren Pflegeprobleme als Prototypen (Schablonen) bereit. Die vorgefundene Pflegeproblematik wird dann mit der Schablone im Wissensgedächtnis verglichen. Findet sich hierdurch eine Deckung, so ist das Problem identifiziert und die Pflegekraft weiß, welche Pflegeinterventionen im Folgenden indiziert sind (Wilken 2009).

Beushausen (2009) beschreibt in Bezug auf McAllister und Lincoln (2005) folgende fünf Schritte zur Mustererkennung:

1. Schritt: Beobachtung
   (Aufnahme des Störungsbildes)
2. Schritt: Identifikation
   (Signifikante Symptome und Merkmale werden wahrgenommen, es findet eine kognitive Merkmalsreduktion statt)
3. Schritt: Erkennen der Zusammenhänge
   (Zusammenhänge zwischen einzelnen Symptomen werden erkannt oder ausgeschlossen)
4. Schritt: Klassifikation
   (Die vorliegende Konstellation wird mit verinnerlichten Kategorien des gleichen Typs verglichen)
5. Schritt: Evaluation des Musters
   (Bewertung des Musters und Festlegung der weiteren Vorgehensweise)

Nach Klemme und Siegmann (2006), die ähnlich argumentieren, ist Pattern Recognition der „Vergleich aktueller Fakten und Ereignisse mit abgespeicherten Schemata" (Klemme und Siegmann 2006, S. 29) Schemata sind dabei Prototypen häufig erlebter Pflegeprobleme und Pflegesituationen. „Sie umfassen nicht nur den Fall mit allen Kontextfaktoren, sondern beinhalten auch Produktionsregeln. In Form von „Wenn-Dann-Regeln" leiten diese Produktionsregeln das (…) (pflegerische) Handeln." (Klemme und Siegmann 2006, S. 29).

Merkmalsanalyse (Feature Analysis)

Die Merkmalsanalyse (Feature Analysis) stellt die andere Sichtweise der Mustererkennung, wie sie in der Wahrnehmungspsychologie beschrieben wird, dar. Demnach unterscheiden sich die wahrgenommenen Erkrankungen und Pflegebedürftigen durch kritische Merkmale. Nachdem die Merkmale durch die Pflegekraft erkannt wurden, findet eine Kombination dieser und schließlich eine Analyse mit Erkenntnisgewinn statt. Die Muster (Pattern) entstehen aus der Kombination der Merkmale (Feature-Integration Theory). Diese Theorie (Merkmalsintegrationstheorie) besagt, dass die Extraktion der Reizmerkmale automatisch und parallel erfolgt und zur Integration seitens der Pflegekraft Aufmerksamkeit abverlangt. Im Anschluss werden die zugehörigen Merkmale gebunden und das Muster erkannt (Wilken 2009).

Mit zunehmender Expertise steigt auch die Anwendung und Verbesserung der Mustererkennung, so dass Pattern Recognition ein Zeichen für Pflegeexperten ist. Allerdings müssen auch sie bei „schwierigen oder komplizierten Fällen (…) auf die Bildung von Hypothesen und extensives Hypothesentesten zurückgreifen." (Klemme und Siegmann 2006, S. 29) Die Gefahr des Pattern Recognition liegt darin, dass bei zu geringer Wissensbasis (Novize) eine zu schnelle Klassifizierung des Pflegeproblems stattfindet und es somit leicht zu Fehlern kommen kann. Mustererkennung ist kein automatisch ablaufender Prozess sondern muss strategisch angewandt und geübt werden. (Klemme und Siegmann 2006)

11.2 Illness-Script

Pattern Recognition und Illness-Scripts hängen unmittelbar miteinander zusammen und werden in manchen Publikationen sogar austauschbar, synonym verwendet. Im Folgenden soll allerdings das individuelle

Krankheitsskript (Illness-Script) näher beleuchtet werden, um der Pflegekraft auch dieses Werkzeug zum Gebrauch im CR-Prozess darzustellen.

Das Konzept „Illness-Script" basiert auf der kognitiven Skript-Theorie. Skripts sind erfahrungsbasierte Wissensstrukturen, die Pflegeprobleme verallgemeinert beschreiben. Sie haben dabei feste und variable (optionale) Anteile und können sowohl durch ein einziges Merkmal (Symptom) als auch durch die Zusammenschau mehrerer Symptome bei der Pflegekraft aktiviert werden. Illness-Scripts erlauben der Pflegekraft eine schnelle Vorschau (Forward Reasoning), was beim vorliegenden Pflegeproblem, beim vorliegenden Pflegebedürftigen möglicherweise zu tun ist (Strasser und Gruber 2006).

Illness-Scripts weisen drei Bestandteile auf:

- **Ermöglichende Bedingung**   **(Enabling Condition)**
  (Prädisposition)
  Bedingungen, die z. B. als Risikofaktoren zur Erkrankung bzw. zum Pflegeproblem geführt haben oder führen können
- **Störung**   **(Fault)**
  (Pathophysiologie)
  Einschränkungen und Defizite des Pflegebedürftigen beispielsweise in der Bewältigung des Alltags
- **Auswirkungen / Konsequenzen**   **(Consequences)**
  (Symptome)
  Auswirkungen auf den Pflegebedürftigen, Symptome, die der Pflegebedürftige zeigt, Pflegeaufwand

(Strasser und Gruber 2006)

Der Vorteil der Nutzung der individuellen Krankheitsskripten ist die gehirngerechte Speicherung als Geschichte (narrative Codierung), so dass dieses Wissen durch die Pflegekraft in der konkreten Pflegesituation leicht erinnert und im CRA-Prozess eingesetzt werden kann.

„We dream in narrative, daydream in narrative, remember, anticipate, hope, despair, believe, doubt, plan, revise, criticize, construct, gossip, learn, hate and love by narrative." (Greenhalgh und Hurwitz 1999, S. 48) Die narrative Codierung als Illness-Script bietet darüber hinaus den Vorteil, dass bereits die Informationsaufnahme (Datensammlung im Rahmen des Assessments, Cue Acquisition) häufig narrativ, also als erzählte Geschichte erfolgt. Meist reden Pflegebedürftige mit der Pflegekraft und schildern so, als Geschichte verpackt, ihre Probleme. (Greenhalgh und Hurwitz 1999)

11.3 Die 4 C des Clinical Reasoning

Pesut (2007) beschreibt 4 C, die im Clinical Reasoning (The 4 C's of Clinical Judgement) wichtig sind und durch die Pflegekraft berücksichtigt werden sollen:

- **Contrast** (Kontrast)
  Welcher Unterschied besteht zwischen den momentanen Status (Probleme, Ressourcen) und dem gewünschten Zustand (Pflegeziel)?
  Ist dieser Unterschied (Contrast) ausreichend, angemessen oder überzogen?

- **Criteria** (Kriterien)
  Werden geeignete Standards und Kriterien erfüllt bzw. bei der Datenerhebung und Pflege eingesetzt?
  Diese können Expertenstandards oder Evidence-based nursing ebenso wie Rating-Skalen und Zielskalierungen beim Assessment sein.

- **Concurrent Thinking** (Konkurrenzdenken)
  Welche Konkurrenz besteht zwischen den Pflegeproblemen, den Pflegezielen und den Pflegemaßnahmen?
  Bauen sie aufeinander auf, passen sie zusammen oder schließen sie sich gegenseitig aus?

- **Conclusion** (Konklusion, Schlussfolgerung)

    Letztlich müssen die ersten 3 C evaluiert werden:

    → Ja, Probleme, Ziele und Maßnahmen stimmen überein

    → Nein, Probleme, Ziele und Maßnahmen stimmen (noch) nicht überein

    → → Erneutes Denken, Reflektieren und eventuell auch Erheben von Daten notwendig, ggf. muss der Bezugsrahmen (Frame) also die Sichtweise geändert werden.

11.4 Die 6 L des Clinical Reasoning

Ursprünglich fünf, später sechs Logiken (L) des Clinical Reasoning wurden von Persut (2007) zusammengestellt um der Pflegekraft ein weiteres Hilfsmittel im CRA-Prozess an die Hand zu geben.

Dieses Tool der 6 L (Logics of Clinical Reasoning) beinhaltet:

- **Logik der Diagnose**

    (Logic of the Diagnoses)

    Die Pflegekraft soll einerseits nachdenken, welche Pflegeprobleme logischerweise aus einer bestimmten medizinischen Diagnose erwachsen, zum anderen reflektieren, ob ihre eigene Pflegediagnose auf logischen Erwägungen basiert und eine logische Schlussfolgerung darstellt.

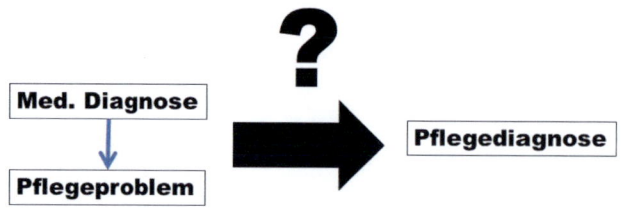

Abbildung 45: Logik der Diagnose

- **Logik der Beziehung und Verknüpfung zwischen konkurrierenden Pflegediagnose und dem Endergebnis**

(Logic of relationships among competing diagnoses and outcome)

Im Pflegeprozess können konkurrierende Pflegediagnosen aufkommen, die, wollte man beiden mit einer entsprechenden Pflegemaßnahme begegnen durchaus im Widerspruch stehen können. Beispielsweise wenn bei einem multimorbiden Pflegebedürftigen einerseits Ruhe, andererseits Mobilität indiziert ist. Hier muss sich die Pflegekraft überlegen, wie unterschiedliche, konkurrierende Pflegediagnosen mit ggf. konkurrierenden Pflegezielen zu vereinbaren sind. Nötigenfalls ist die Lösung dieses Dilemmas nur über eine Zielpriorisierung erreichbar.

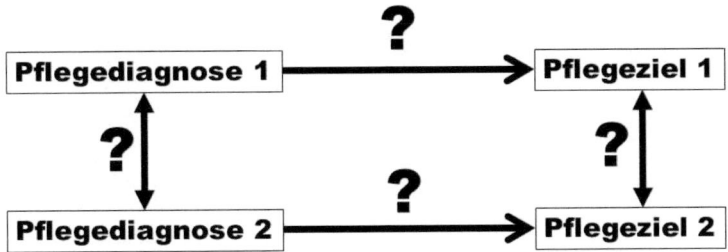

Abbildung 46: Logik der Beziehung und Verknüpfung zwischen konkurrierenden Pflegediagnosen und dem Endergebnis

- **Logik der Pflegemaßnahmen**

(Logic of the intervention that transitions client from present to desired state)

In diesem Logikbereich denkt die Pflegekraft über die ausgewählte Pflegemaßnahme nach und evaluiert diese in Bezug auf die Wirkung und Zielgerichtetheit. Erreicht die gewählte Intervention tatsächlich das gewünschte Ziel beim Pflegebedürftigen? Ermöglicht sie dem Pflegebedürftigen vom momentanen Pflegezustand den gewünschten Zustand zu erreichen? Ist die gewählte Maßnahme evident?

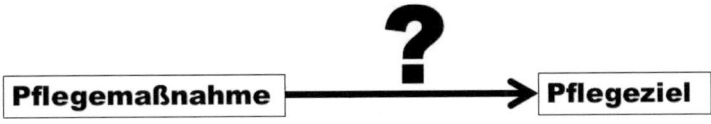

Abbildung 47: Logik der Pflegemaßnahmen

- **Logik der Muster und Beziehungen**

(Logic of patterns and relationships among problems, outcomes and interventions)

Um sich die Fragestellung innerhalb dieser Logik zu stellen, kann die Pflegekraft auf die 4 C des Clinical Reasoning – insbesondere dem Konkurrenzdenken (Concurrent Thinking) zurückgreifen und sich fragen, ob Pflegeziele und -maßnahmen mit erkannten Mustern und Verbindungen innerhalb der Pflegeprobleme zusammenwirken und aufeinander aufbauen, ob sie sich ausschließen oder ergänzen.

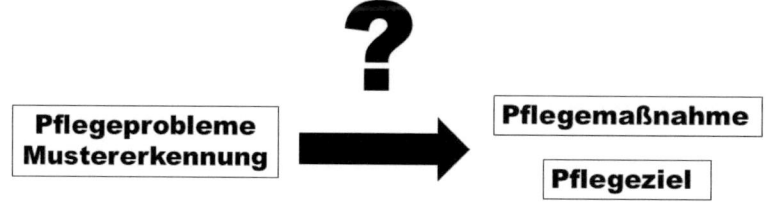

Abbildung 48: Logik der Muster und Beziehungen

- **Logik der pflegerischen Entscheidung**

(Logic of clinical judgements)

Mittels dieser Logik soll die Pflegekraft ihren gesamten Entscheidungsfindungsprozess nochmals überprüfen. Dienlich hierzu sind die 4 C des CR-Prozesses.

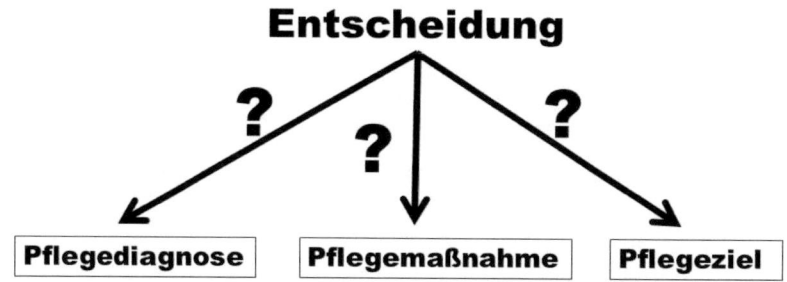

Abbildung 49: Logik der pflegerischen Entscheidung

- **Logik der Selbstbeobachtung**

    (Logic of managing and monitoring one's self)

    Reflektiertes Handeln und Selbstbeobachtung im Pflegeprozess soll der Pflegekraft in dieser Logik helfen richtige Entscheidungen zu treffen und somit den Pflegebedürftigen optimal zu pflegen. In diesem Bereich sind Meta-Fähigkeiten der Pflegekraft gefragt (Metakognition, Meta-kommunikation)

(Pesut 2007)

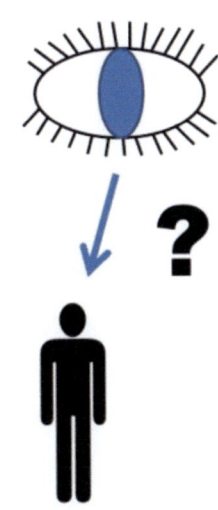

Abbildung 50: Logik der Selbstbeobachtung

11.5 CR-Web

Pesut und Hermann (1999) schlagen für die Erfassung der Komplexität im CR-Prozess die Erstellung eines CR-Web vor. Dieses könnte besonders für Ungeübte und Novizen eine gute Hilfestellung bieten. Prinzipiell ist das von Pesut und Hermann vorgeschlagene CR-Web die Anwendung eines Concept Map auf den Prozess des Clinical Reasoning.

Zur Erstellung ist ein ca. DIN A 3 großes Blatt Papier im Querformat zu nehmen und folgendermaßen vorzugehen (Pesut und Hermann 1999):
- Medizinische Diagnose in die Blattmitte schreiben
- mehrere mögliche Pflegeprobleme werden außen herum angeordnet
- Pflegerischen Problemen werden nun die gefundenen Schlüsselwörter (Cues) also Zahlen, Daten, Fakten und Aussagen zugeordnet
- nun wird das Gesamtbild betrachtet und mögliche Verknüpfungen erstellt. Probleme, die miteinander zusammenhängen werden mit Doppelpfeilen miteinander verbunden
- Beurteilung, welche Pflegeprobleme besonders herausragend sind
- Abschließend wird nochmals nachgedacht, in wie weit das gefundene Muster mit dem bisherigen eigenem Denken, aber auch mit den Aussagen des Pflegebedürftigen übereinstimmen.

12 Entscheidungsprozess

Am Ende eines Zyklus im CR-Prozess steht schließlich der Entscheidungsprozess, die Entscheidung, welche Pflegeziele gesetzt und mittels Pflegeinterventionen realisiert werden sollen. Gegebenenfalls kann nach Durchlauf eines Zyklus der CR-Prozess von neuem beginnen. Für die entscheidende Pflegekraft ist ein reflektiertes und überlegtes Herangehen an den Entscheidungsprozess wichtig um die bestmögliche (pflegerische) Entscheidung für den Pflegebedürftigen zu treffen. Hierzu kann sie sich Methoden und Hilfsmittel bedienen, von denen im nachfolgenden einige erläutert werden.

12.1 Rubikon-Modell im CR-Prozess

Das von Heinz Heckhausen und Peter Gollwitzer (1987) entwickelte und publizierte motivations-psychologische Rubikonmodell der Handlungsphasen lässt sich gut auf den Prozess des Clinical Reasoning in der Altenpflege anwenden, da es in seinen vier Phasen der Pflegekraft einen Denkansatz zur Entscheidungsfindung gibt.

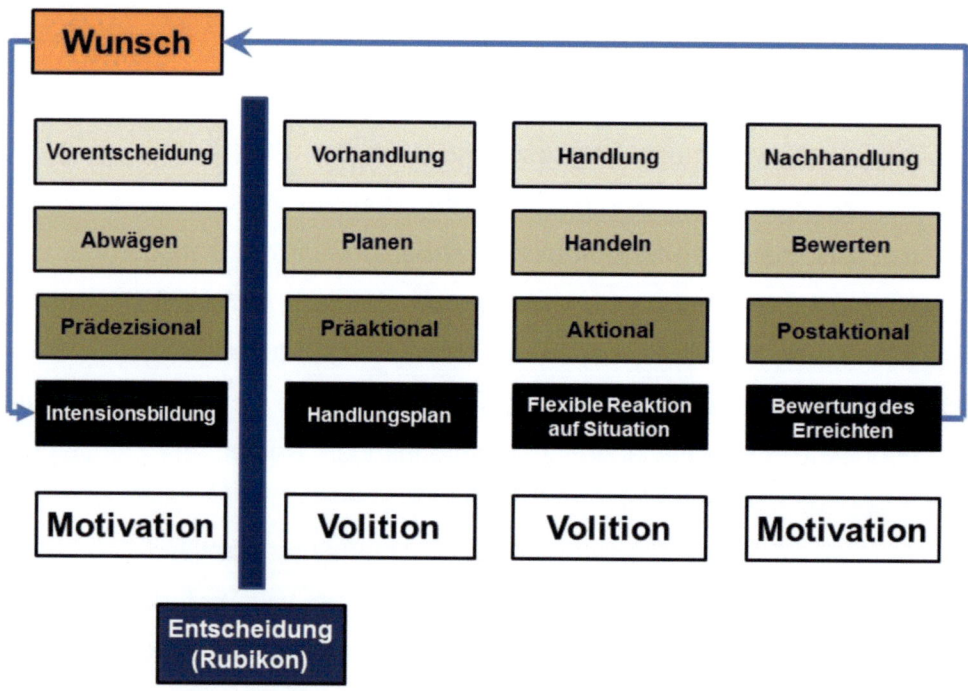

Abbildung 51: Rubikonmodell der Handlungsphasen

Prädezisionale Phase (Abwägephase)

Am Beginn des CRA-Prozesses steht das Erkennen des Handlungsbedarfes, also der Pflegeprobleme und der Wunsch der Pflegekraft diese Pflegeprobleme bestmöglich für den Pflegebedürftigen zu beseitigen, zu mindern oder nicht auftreten zu lassen. Die Pflegekraft bildet also eine Intension zur Problembehebung und fixiert ihre Bereitschaft durch die Ausgestaltung einer, wenn auch vielleicht nur gedachten, Zielformulierung. Prädezisional wird abgewogen, welche Ziele verfolgt werden sollen. Diese erste Phase im Rubikonmodell ist von der Motivation der Pflegekraft geprägt. „Der Begriff Motivation bezeichnet lediglich eine Handlungstendenz, also ein Streben nach Werten oder Zielobjekten (Anreizen). Erst wenn volitionale Kompetenzen hinzukommen, werden (…) aus Worten auch Taten." (Pelz NN, S. 1)

Präaktionale Phase (Planungsphase)

Im Folgenden geht die Pflegekraft in die präaktionale Phase über, in der es jetzt nicht mehr darum geht, was erreicht oder getan werden soll, sondern wie es erreicht oder getan wird. Aus der Motivation ist Volition geworden. „Unter Volition versteht man durch Willenskraft gesteuerte Fähigkeiten, die notwendig sind, um Motive und Ziele in Ergebnisse umzusetzen." (Pelz NN, S. 1) Mit dieser Transformation ist sozusagen der Rubikon überschritten – die getroffene Entscheidung wird nun in die Tat umgesetzt.

Aktionale Phase (Handlungsphase)

„Mit Beginn der eigentlichen Handlung werden dann erneut andere Aspekte wichtig. Jetzt geht es nämlich darum, flexibel auf die Situation zu reagieren, um die Handlung zu einem erfolgreichen Abschluss zu bringen (…)." (Fabry 2001, S. 2) Die Pflegekraft richtet nun ihr Handeln z. B. die Pflegeintervention dauerhaft auf das gewünschte Ziel aus. In der Handlungsphase geschieht beispielsweise die eigentliche Pflegemaßnahme oder auch andere geplante Aktionen und Interaktionen.

Postaktionale Phase   (Bewertungsphase)

Nach Beendigung der Handlung prüft die Pflegekraft die Wirksamkeit ihres Tuns, sie bewertet ihre Handlung und evaluiert die Zielerreichung. Je nach Auswertung kann es notwendig sein erneut ins Rubikonmodell einzusteigen um anschließend den erwünschten Erfolg zu erzielen, die Handlung als erfolgreich zu evaluieren und weitere Maßnahmen einzustellen oder mit neuen Zielen den Zyklus von Beginn an erneut zu starten. Aus der Zielverfolgung (Volition) ist wieder eine Zielsetzung (Motivation) geworden.

Pelz (NN) sieht es als sehr wichtig an, die Volition als Umsetzungskompetenz möglichst hoch zu halten um geplante und gezielte Handlungen auszuführen und somit Entscheidungen umzusetzen. Demnach kann Volition gesteigert werden, indem Gedanken, Gefühle und Motive, Wissen und Handlungen durch den eigenen Willen bewusst gesteuert und beeinflusst werden. Hierfür nennt er fünf notwendige Kompetenzen, über die die Pflegekraft verfügen sollte.

Notwendige Fähigkeiten zur Erhöhung der Volition als Umsetzungskompetenz:
- Aufmerksamkeitssteuerung und Fokussierung   (ASF)
- Emotions- und Stimmungsmanagement   (ESM)
- Selbstvertrauen und Durchsetzungsstärke   (SVD)
- Vorausschauende Planung und Problemlösung   (VPP)
- Zielbezogene Selbstdisziplin   (ZSD)

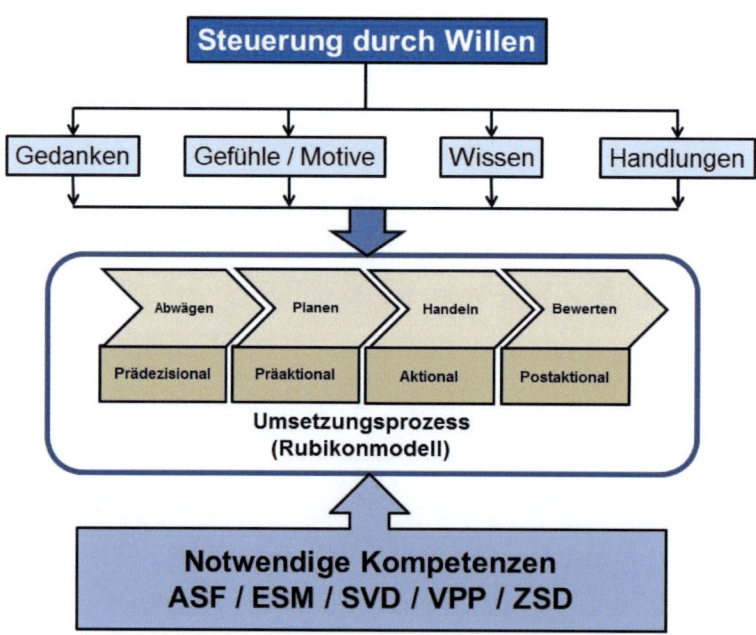

Abbildung 52: Volition als Umsetzungskompetenz

Aufmerksamkeitssteuerung und Fokussierung (ASF)

Die Pflegekraft hat die Fähigkeit sich ausdauernd und konsequent auf eine Sache zu konzentrieren und geht zielstrebig auch schwierige Handlungen trotz widriger Einflussfaktoren an. Sie unterscheidet dabei das Wesentliche vom Unwesentlichen.

Emotions- und Stimmungsmanagement (ESM)

Sie kann sich gut in positive Stimmung versetzen und negative Gefühle umgehen. Die Pflegekraft weiß, dass ihr positive Gefühle bei der Umsetzung im CR-Prozess hilfreich sind. Ihr Handeln ist von Empathie und Verständnis für Gefühle und Stimmungen der eigenen Person, aber auch denen der Pflegebedürftigen geprägt.

Selbstvertrauen und Durchsetzungsstärke (SVD)

Die Pflegekraft verfügt über Selbstvertrauen, Selbstwirksamkeitserwartungen und ist sich ihrer Fähigkeiten aufgrund eines weitgehend internalisierten Locus of Control Point (LOC) bewusst. Sie setzt sich und ihre Fähigkeiten ein, um Schwierigkeiten zügig anzugehen und Probleme zu lösen. Widerstände und Probleme werden eher als Chancen, Herausforderungen und Möglichkeiten begriffen.

Vorausschauende Planung und Problemlösung (VPP)

Das Handeln und Entscheiden der Pflegekraft ist weniger reaktiv, da dadurch die Aufgaben und Probleme eher größer und dringlicher werden sondern proaktiv und von einer vorausschauenden Einstellung, die mit Erfolgswahrscheinlichkeit angesehen wird, gepaart. Unangenehme und schwierige Aufgaben werden gleich angegangen anstatt diese aufzuschieben.

Zielbezogene Selbstdisziplin (ZSD)

Die Pflegekraft erkennt relativ früh das notwendig zu Erledigende. Sie verfügt über Zielstrebigkeit und Selbstdisziplin um plötzliche Impulse und Verlockungen auszublenden. (Pelz NN)

12.3 Entscheidungsregeln

Jungermann et. al. (2010) haben nachfolgende 14 Regeln zusammengestellt, nach denen häufig Entscheidungen getroffen werden, bzw. eine Entscheidung getroffen werden kann:

- Dominanz (DOM)
- Konjunktion (CON)
- Disjunktion (DIS)
- Lexikographische Ordnung (LEX)
- Elimination by Aspects (EBA)
- Satisficing (SAT)
- Majorität (MAJ)
- Multiattributer Nutzen (MAU)
- Equal Weights (EQW)
- Additive Differenzen (ADD)
- Kriteriumsabhängiges Wahlmodell (CDC)
- Multiattribute Decision Field-Theorie (MDFT)
- Unwichtigstes Minimum (LIM)
- Geringste Varianz (LVA)

Bei mehrstufigen Entscheidungen kann der Beurteiler mehrere dieser Regeln unter Umständen seriell anwenden und verknüpfen.

Angewandt auf den Prozess des Clinical Reasoning in der Altenpflege ergeben sich folgende Entscheidungsregeln:

Dominanz (DOM)

Ein Pflegeproblem kann beispielsweise durch mehrere unterschiedliche Interventionsmaßnahmen gleich gut behandelt werden. Eine dieser Maßnahmen hat allerdings noch einen zusätzlichen positiven Effekt (Preis, Zeitaufwand, Erlernbarkeit, Durchführbarkeit, Präferenz durch die Pflegekraft), so dass diese letztlich zur Durchführung herangezogen wird.

Konjunktion (CON)

„Falls ein Entscheider als Zielfunktion für die Attribute bestimmte Schwellenwerte (cut-offs) hat, kann er seine Entscheidung danach treffen, ob und welche Optionen diese Schwellenwerte erfüllen." (Jungermann et. al. 2010, S. 121) Im Pflegesetting könnte die Pflegekraft beispielsweise folgende Schwellenwerte (cut-offs) haben: Ein Inkontinenzprodukt darf höchsten € 2,-- (cut-off 1) kosten und muss mindestens 500 ml (cut-off 2) aufnehmen können. Wendet die Pflegekraft die Konjunktionsregel an, dann müssen beide Cut-offs erfüllt sein. „Bei Anwendung der Konjunktionsregel kann es natürlich vorkommen, daß keine der Optionen gewählt wird (weil keine Option beide cut-offs erfüllt) oder daß mehr als eine Option gewählt werden könnte. Die Präferenz ist dann nicht eindeutig, und der Entscheider kann eine der möglichen Optionen auswählen, indem er eine andere Regel anwendet (…)." (Jungermann et. al. 2010, S. 121) Die Konjunktionsregel ist also aus Sicht der Boole'schen Algebra (Aussagenalgebra) eine „Und-Verknüpfung" nämlich A (cut-off 1) $\wedge$ B (cut-off 2) = sowohl A als auch B.

Disjunktion (DIS)

Die Disjunktion stellt demgemäß eine „Nichtausschließende Oder-Verknüpfung" also A (cut-off 1) $\vee$ B (cut-off 2) = A oder B oder beide dar. Die beiden Cut-offs (Variablen A oder B) werden als disjunkt, das heißt unabhängig voneinander angesehen und im Entscheidungsprozess angesprochen. Die Entscheidung wird gefällt, wenn eine der beiden Variablen als erfüllt angesehen wird. Für die, im obigen Fall beschriebene Pflegekraft bedeutet dies, dass das Inkontinenzprodukt als geeignet angesehen (und gekauft oder angewendet wird) wenn es entweder gleichviel oder weniger als € 2,-- kostet oder mindestens 500 ml aufnimmt.

Lexikographische Ordnung (LEX)

Bei der lexikographischen Regel entscheidet die Pflegekraft nicht nur nach der Eigenschaft (Attribut), die eine Möglichkeit (Option) besitzt, sondern legt auch eine Wichtigkeit fest. Die Pflegekraft ordnet nun die Attribute nach ihrer

Wichtigkeit und entscheidet sich dann für die Option, die auf der gewählten Eigenschaft die beste Ausprägung besitzt. Im oben genannten Beispiel des Inkontinenzmateriales könnte der Pflegekraft zunächst wichtig sein, dass die Aufnahmemenge mindestens 500 ml beträgt. Besitzen mehrere Produkte diese Eigenschaft, dann prüft sie als nächstes den Preis und entscheidet sich dann. Die lexikographische Regel heißt so, „weil ähnlich wie in einem Lexikon die Attribute zwar nicht alphabetisch, aber nach ihrer Wichtigkeit geordnet werden." (Jungermann et. al. 2010, S. 122)

Elimination by Aspects   (EBA)

Es wird diejenige Möglichkeit gewählt, die verbleibt, wenn alle anderen verworfen wurden, die einen festgesetzten Schwellenwert (cut-off) nicht erfüllen. Die unterschiedlichen Möglichkeiten werden dabei nach ihrer Wichtigkeit betrachtet. Ist für die Pflegekraft der Preis am Entscheidensten, werden zunächst alle anderen Produkte verworfen, die den Cut-off nicht erfüllen, anschließend wird der nächstwichtigste Punkt (z. B. Aufnahmemenge) herausgegriffen und auch dort der Schwellenwert gemessen, usw., was übrig bleibt, wird gewählt und entschieden. EBA wird somit seriell angewendet.

Satisficing   (SAT)

Der Begriff "Satisficing" wurde von Herbert Alexander Simon aus den beiden englischsprachigen Begriffen "satisfying" (befriedigend) und "suffice" (genügen) kreiert und meint eine Strategie innerhalb der Entscheidungstheorie, die nicht unbedingt nach der besten Lösung sucht, sondern sich mit der erstbesten erreichbaren Lösungsmöglichkeit begnügt. „Nach der Satisficingregel prüft man also die verfügbaren Optionen eine nach der anderen und entscheidet sich dann nicht für „die erste beste", aber für die erste „relativ beste", nämlich diejenige, welche das Anspruchsniveau erfüllt." (Jungermann et. al. 2010, S. 121) Diese Entscheidungsregel ist günstig, wenn die möglichen Optionen nicht gleichzeitig vorliegen sondern zeitlich versetzt sich darbieten. Stellt man fest, dass im Rahmen der Prüfungen keinerlei Möglichkeit das gesetzte Anspruchsniveau erfüllt, dann wird seitens des Entscheiders dieses modifiziert und angepasst. Eine Pflegekraft unterliegt beispielsweise in der Suche nach einem geeigneten Hilfsmittel für den Pflegebedürftigen auch einem gewissen Zeitdruck, so dass nach einiger Zeit des Suchens ein Hilfsmittel gewählt wird, was dem Anspruchsniveau entspricht, akzeptabel ist, obgleich der Pflegekraft bewusst ist, dass nach längerem Suchen vielleicht noch etwas Besseres gefunden werden könnte.

Majorität   (MAJ)

Nach der Majoritätsregel wählt die Pflegekraft diejenige Option aus, bei der auf den meisten Attributen der maximale Wert erreicht werden kann. Im Beispiel des Inkontinenzproduktes könnte Produkt A im Preis, der Lieferzeit, der Aufnahmemenge Maximalwerte erzielen, Produkt B zusätzlich auch den Maximalwert im Attribut Handhabbarkeit. Produkt B besitzt somit die Mehrheit (Majorität) und würde im vorliegenden Fall durch die Pflegekraft gewählt werden.

Multiattributer Nutzen   (MAU)

Die MAU-Regel (Multi-Attribute Utility) zählt zu den kompensatorischen Entscheidungsregeln. Diese sind dadurch gekennzeichnet, dass eine schlechte Ausprägung, die eine Option auf einem bestimmten Attribut besitzt, durch eine bessere Ausprägung auf einem anderen Attribut ausgeglichen, also kompensiert werden kann. Bei dieser Regel legt der Entscheider zu jedem Attribut einen Grad an Wichtigkeit fest und trifft dann seine Entscheidung, indem er den Gesamtnutzenwert einer Option durch die Zusammenschau (mathematisch die Addition der Partialnutzenwerte) bestimmt.

Im Beispiel des Inkontinenzmaterials lässt sich dies wie folgt veranschaulichen:

Es liegen drei Inkontinenzprodukte (P_1, P_2 und P_3) mit unterschiedlichen Eigenschaften zur Auswahl vor:

P_1 kostet € 10,-, nimmt 500 ml auf und ist vom Tragekomfort „gut".

P_2 kostet € 12,-, nimmt 450 ml auf und ist vom Tragekomfort „gut". Und

P_3 kostet € 9,-, nimmt 450 ml auf und ist vom Tragekomfort „sehr gut

Die Pflegekraft legt weiterhin fest, dass der Preis mit 50% das wichtigste Kriterium, die Aufnahmemenge mit 30% am zweiten Platz und der Tragekomfort mit nur 20% ihr wichtig sind und daher in die Entscheidung eingehen sollen.

Sie möchte sich für den höchsten Punktwert (maximaler Gesamtnutzenwert) entscheiden, weshalb Begriffe wie „gut" oder „sehr gut" als Zahlenwert operationalisiert werden müssen.

Hierfür legt sich folgende Skala zugrunde:

„sehr gut"   entspricht Skalenwert   6
„gut"   entspricht Skalenwert   5
„befriedigend"   entspricht Skalenwert   4   usw.

Für den Preis legt sie fest: Der Punktwert = 20 minus Preis.

Somit ergibt sich folgende Aufstellung:

Produkt	Preis (Wichtigkeit 0,5)	Aufnahmemenge (Wichtigkeit 0,3)	Komfort (Wichtigkeit 0,2)
P_1	10,-- (=10)	500 ml	Gut (=5)
P_2	12,-- (=8)	450 ml	Gut (=5)
P_3	9,-- (=11)	450 ml	Sehr gut (=6)

Daraus ergeben sich je 3 Partialnutzenwerte (Preis mal Wichtigkeit; Aufnahmemenge mal Wichtigkeit und Komfort mal Wichtigkeit), die addiert den Gesamtnutzenwert ergeben:

P_1 =   10*0,5 + 500*0,3 + 5*0,2   =   155,0
P_2 =   8*0,5 + 450*0,3 + 5*0,2   =   140,0
P_3 =   11*0,5 + 450*0,3 + 6*0,2   =   141,7

Ergebnis: P_2 war vom Anfang her bereits das teuerste und konnte auch in anderen Partialnutzenwerte nicht punkten, es fällt daher heraus.
P_3 war vom Anfang her das preisgünstigste und besitzt auch den größten Komfort, nimmt aber 10% weniger auf, als P_1, dies ist aber der Pflegekraft am Wichtigsten (w= 50%).
Entscheidung wird für Inkontinenzmaterial P_1 getroffen.

Auf den ersten Blick mag die MAU-Regel etwas umständlich anmuten, ist aber genau das Werkzeug, welches gemäß § 1 KSchG (Kündigungsschutzgesetz) „Sozial ungerechtfertigte Kündigung" angewandt werden kann, um die soziale Rechtfertigung bei der Sozialauswahl darzulegen.

Equal Weights (EQW)

Entscheidungen nach Equal Weights verlaufen ähnlich der Entscheidungsregel Multiattributer Nutzen (MAU) allerdings ohne die dort stattfindende Gewichtung. Bei EQW-Entscheidungen wird die Option gewählt, deren Summe aller Partialnutzenwerte am höchsten ist.

Für das Pflegesetting kann beispielsweise bedeuten, dass die Pflegeinterventionen folgende Partialnutzenwerte aufweisen:

Pflegeintervention A:
Partialnutzenwert (Erlernbarkeit) $P_{A/1} = 5$
Partialnutzenwert (Kosten) $P_{A/2} = 8$
Partialnutzenwert (Materialverbrauch) $P_{A/3} = 2$
$\Sigma_A = 15$

Pflegeintervention B:
Partialnutzenwert (Erlernbarkeit) $P_{B/1} = 4$
Partialnutzenwert (Kosten) $P_{B/2} = 7$
Partialnutzenwert (Materialverbrauch) $P_{B/3} = 2$

Vergleich der Summen der Partialnutzenwerte:
$\Sigma_B = 13 < \Sigma_A = 15$

Ergebnis: Die Pflegekraft entscheidet sich für die Pflegeintervention A

Additive Differenzen (ADD)

Um nach dem Modell der additiven Differenzen zu entscheiden werden je zwei Optionen auf unterschiedlichen Attributen miteinander verglichen. „Es wird diejenige Option (…) gewählt, die nach Addition der Differenzen zwischen den Ausprägungen der Optionen pro Attribut durch die Summe der Differenzen favorisiert wird." (Jungermann et. al. 2010, S. 129).

Will eine Pflegekraft die Entscheidung nach additiven Differenzen auf eine Pflegeintervention anwenden, so könnte sie folgendermaßen vorgehen:

Beschreibung der Entscheidungssuche:
Vergleich der Merkmalsausprägung zwischen den Alternativen.

Ergebis bzw. Zielvorgabe	Pflegeintervention A versus B	Pflegeintervention A versus C	Pflegeintervention B versus C
Leicht erlernbar	(+5) - (+4) = +1	(+5) - (+1) = +4	(+4) - (+1) = +3
Wenig Kosten	(+8) - (+7) = +1	(+8) - (+5) = +3	(+7) - (+5) = +2
Wenig Material	(+2) - (+2) = +0	(+2) - (+0) = +2	(+2) - (+0) = +2
Differenz:	+2	+9	+7

Ergebnisfeststellung (Evaluation):
Pflegeintervention A wird gewählt.
Intervention B weicht von A um +2 Punkte ab;
Intervention C weicht von A um +9 Punkte ab und selbst
Intervention B weicht von C noch um +7 Punkte ab.

Kriteriumsabhängiges Wahlmodell (CDC)

Im kriteriumsabhängigen Wahlmodell wählt die Pflegekraft zunächst probabilistisch ein Attribut aus. Die Selektionswahrscheinlich für dieses Attribut ist dabei proportional zur Wichtigkeit des Attributs. „Es wird dann die Nutzendifferenz der beiden Optionen auf diesem Attribut berechnet und gespeichert." (Jungermann et. al. 2010, S. 128). Danach beginnt der Vorgang von vorne. Der Zyklus: „Attributselektion – Differenzberechnung – Summierung von Attributdifferenzen zu einer Gesamtdifferenz – (neue) Attributselektion wird solange wiederholt, bis die

Gesamtdifferenz zwischen beiden Optionen ein spezifisches Kriterium überschreitet." (Jungermann et. al. 2010, S. 128) Dieses Kriterium legt der Entscheider selbst individuell fest und dient als Vergleichswert. Beim Erreichen des Kriteriums ist sich der Entscheider seiner Präferenz sicher und trifft seine Entscheidung. „Je wichtiger eine Entscheidung ist, umso höher ist der Kriteriumswert, und umso mehr Informationen wird für den Vergleich der Optionen herangezogen." (Jungermann et. al. 2010, S. 128).

Das kriteriumsabhängige Wahlmodell (CDC = Criterion Dependent Choice) lässt sich gut auf die Wahl zwischen zwei Möglichkeiten anwenden. Jungermann et al. (2010) sieht aber eine Schwierigkeit darin das Modell für den Vergleich mehrerer Optionen zu verallgemeinern. (Jungermann et al. 2010).

Multiattribute Decision Field-Theorie (MDFT)

Im Rahmen der Pflege verändern sich sowohl bei Pflegekräften als auch bei Pflegebedürftigen oder ihren Angehörigen ihre Präferenzen. Der Entscheidungsprozess variiert und wird somit dynamisch. Es kann sich ein Setting entwickeln, für welches „die Wichtigkeit eines Attributs nicht konstant, sondern eine Zufallsvariable ist. Unter anderem dürfte die Wichtigkeit in Abhängigkeit von der Aufmerksamkeit variieren, die jemand einem Attribut zu einem bestimmten Zeitpunkt widmet." (Jungermann et al. 2010, S. 128). Dies führt dazu, dass sich Pflegekräfte in gleicher Ausgangslage zu verschiedenen Zeitpunkten auch anders entscheiden können.

Unwichtigstes Minimum (LIM)

Entscheidet sich die Pflegekraft für eine Option (Produkt, Maßnahme) indem sie diejenige auswählt, die ihre schlechteste Ausprägung auf dem Attribut besitzt, welches für die Pflegekraft auch am unwichtigsten ist, so handelt es sich um eine Entscheidung nach dem unwichtigsten Minimum. Am Beispiel des Inkontinenzproduktes könnte die Pflegekraft zwischen zwei Produkten hin und her gerissen sein, da diese gleiche Qualität besitzen. Produkt P_1 zeigt schlechte Leistungen beim Attribut „Verpackungseinheit" und Produkt P_2 beim Attribut „Liefermodus". Da der Pflegekraft aber die Größe der Verpackungseinheit unwichtiger als der Liefermodus ist, wählt sie Produkt P_1.

Geringste Varianz   **(LVA)**

„Varianz" bezeichnet in der Statistik das Maß für die Streuung und ist im Entscheidungsprozess LVA (Geringste Varianz) bezogen auf die Partialnutzenwerte. Entscheidet sich die Pflegekraft nach dem Modell der geringsten Varianz, so wählt sie diejenige Option aus, bei der die Partialnutzenwerte die geringste Streuung aufweist.

Am Beispiel der Anschaffung von Inkontinenzprodukten kann die Methode der geringsten Varianz folgendermaßen erklärt werden:

Eigenschaft	Inkontinenzprodukt P_1 (Partialnutzenwert)	Inkontinenzprodukt P_2 (Partialnutzenwert)
Preis	+3	+5
Aufnahmekapazität	+3	+1
Handhabbarkeit	+2	+4
Tragekomfort	+1	+1
Liefermodus	+2	+2
Median	+2	+2
Range	1 - 3	1 - 5
Spannweite	2	4
Arithmetisches Mittel	+2,2	+2,6
Varianz	0,56	2,64
Standardabweichung	0,75	1,62

Obwohl vom Mittelwert her das Inkontinenzprodukt P_2 besser abschneidet, also gemäß der Entscheidungsregel Equal Weights (EQW) gewählt würde (Summe der Partialnutzenwerte bei P_2 = 14 gegenüber P_1 = 11) wird seitens der Pflegekraft, die nach der Entscheidungsregel LVA sich richtet, Inkontinenzprodukt P_1 eingekauft da die Varianz mit 0,56 geringer ausfällt als beim stärker in den Partialnutzenwerten „variierenden" Inkontinenzprodukt P_2.

13   Zusammenfassung, Kritik und Ausblick

Clinical Reasoning wird in seinen Grundzügen bereits auch in der Altenpflege angewandt, der Begriff und die dahinter steckenden Modelle, Ideen und Werkzeuge werden aber nicht explizit in der Ausbildung zum Staatlich anerkannten Altenpfleger oder Pflegefachhelfer genannt oder unterrichtet. Mit der Professionalisierung und Akademisierung der Pflege wird die Notwendigkeit über das Studium der Lehrkräfte in die Bildungseinrichtungen hinein getragen, was sich positiv auf eine gute und erfolgreiche Pflege auswirken kann.

Kritisch ist die historisch gewachsene, fast ausschließlich psycho-logische Herangehensweise zu bewerten. Clinical Reasoning wurzelt in klinischen Entscheidungsprozessen, die vorzugsweise Ärzte durchführen. Diese, oft in ihrer eigenen Praxis oder als Chef- oder Stationsarzt weitgehend unabhängig, erfassen die Probleme und entscheiden (meist) alleine. Eine unipersonale und damit auf der Seite des Entscheiders hauptsächlich durch psychologische Aspekte determinierte Sichtweise des momentanen Clinical Reasoning kann aber nicht 1 zu 1 auf die Pflege und damit auf die Pflegekraft übertragen werden. Pflege findet häufig im Team statt und die heutige Vorgehensweise des Clinical Reasoning fußt nahezu ausschließlich auf Einzelpersonen. Um die Team-Komponente in den CR-Prozess zu integrieren ist es zukünftig notwendig, Clinical Reasoning auch unter sozio-logischen Gesichtspunkten zu untersuchen. Pflege findet zwar in direkter Interaktion der Pflegekraft mit dem Pflegebedürftigen statt, Entscheidungen beispielsweise über Vorgehensweisen, Pflegeinterventionen und Pflegeplanungen werden aber (auch) multipersonal in Absprache mit den Berufskollegen auf dem Wohnbereich oder innerhalb der Sozialstation getroffen. Hierdurch treten soziologische Aspekte wie beispielsweise gruppendynamisches Verhalten ein, welche durchaus positiv zum Wohl des Pflegebedürftigen genutzt werden können, den CR-Prozess aber auch bei Unkenntnis dieser Confounder negativ beeinflussen können.

Für die weitere Zukunft des Clinical Reasoning ist eine Unterrichtung in Aus- und Fortbildung wünschenswert, die gleichzeitig die bisher erarbeiteten, unipersonal-psychologischen Aspekte beibehält sowie multipersonal-soziologische Ansatzpunkte integriert.

Anhang 1: 6 Phasen des Pflegeprozesses nach Fiechter und Meier

Phase 1: Informationssammlung

Die Informationssammlung dient dazu, sich zunächst ein umfassendes Bild über den Pflegebedürftigen zu verschaffen. Neben den Grunddaten wie Name, Geburtsdatum und -ort oder Bezugsperson sollen die Probleme, Ressourcen (bestehend aus Kompetenzen und Performanzen) als auch Gewohnheiten, Vorlieben und biographischen Daten (noopsychische Biographie ebenso wie thymopsychische Lebensbeschreibungen) festgestellt werden. Hierzu dienen Instrumente der Anamnese (Eigen- und Fremdanamnese sowie eigene Beobachtungen und Interviews), Screening- und Assessmentverfahren als auch medizinische Diagnosen. Ziel der Informationssammlung ist schließlich das Erkennen und die Beschreibung der Probleme und Ressourcen.

Phase 2: Erkennen von Problemen und Ressourcen

„Der zweite Schritt im Pflegeprozess bündelt die während der Informationssammlung gewonnenen Informationen und analysiert die Bedürfnisse, die Probleme und die Fähigkeiten des Pflegebedürftigen. Bei diesem Arbeitsschritt geht es darum, aus den erhaltenen Einzelinformationen Themenbereiche zu erkennen und zu interpretieren, um somit Pflegeprobleme zu formulieren. Eine Problembeschreibung ist eine Aussage über „Zustände", die Pflege erfordern." (MDS 2005, S. 19) Pflegeprobleme sind also Probleme der Pflege, die auch durch Maßnahmen der Pflege beeinflusst werden können. Das Ziel der Beschreibung von Ressourcen und Problemen ist es, den Pflegebedürftigen zu charakterisieren und somit prospektiv professionelle Unterstützung, also Pflegeinterventionen zukommen zu lassen.

Phase 3: Festlegung der Ziele

Fiechter und Meier fordern zu jedem Pflegeproblem die Formulierung eines Pflegezieles, welches die Richtung der geplanten Pflegemaßnahme angibt. Problemkomplexe können auch unter einer gemeinsamen Zielsetzung subsummiert werden. (Fiechter 1998) Das Pflegeziel ist dabei gleichzeitig als

Beurteilungskriterium und Beurteilungsmaßstab zur Evaluation der geplanten Pflegemaßnahme und der etwaige Differenz zwischen Ausgangssituation (Input) und Resultat (Outcome) zu formulieren. Dies kann durch eine Zielformulierung erreicht werden, die „SMART" ist.

Dabei steht das ursprünglich aus dem Projektmanagement stammende englischsprachige Akronym „SMART" für:

„**S**pecific - **M**easurable - **A**ccepted - **R**ealistic - **T**imely"

Ins Deutsche übertragen kann folgende Bedeutung verwendet werden:
- **S**pezifisch
- **M**essbar
- **A**ttraktiv / **A**ktuell / **A**kzeptiert / **A**ngemessen / **A**nspruchsvoll
- **R**ealistisch / **R**ealisierbar
- **T**erminiert / **T**erminierbar

Phase 4: Planung der Maßnahmen

Planung und Durchführung der Pflegemaßnahme soll geeignet sein, um das Pflegeproblem zu lösen, indem das aufgestellte Pflegeziel erreicht wird. Die Planung entspricht sozusagen einer Pflege-Verordnung (Wortwahl in Analogie zur ärztlichen Verordnung) und ist somit für alle an der Pflege Beteiligten verbindlich. (Uhl 2000) Die Maßnahmen können demnach nur Pflegemaßnahmen, also „pflegerische Maßnahmen" sein, da sie von Pflegenden geplant und von Pflegenden ausgeführt werden. Aus der Planung muss ersichtlich sein, wer, was, wann, wie oft, wo, wie durchführen soll. „Die Pflegemaßnahmen sind präzise, kurz und verständlich zu formulieren, sie beschreiben keine medizinische Therapie." (MDS 2005, S. 30)

Phase 5: Durchführung der Maßnahmen

Die Umsetzung der Pflegeplanung geschieht durch die tatsächlichen Pflegemaßnahmen. Hierbei kommt es zu Überschneidungen mit den anderen Phasen des Pflegeprozesses: Neue Informationen werden gewonnen, Probleme und Ressourcen neu erkannt oder präzisiert und dementsprechend kann eine Anpassung der Ziele und schließlich eine Modifikation der Planung wichtig werden. Um Pflegemaßnahmen wirkungsvoll durchzuführen sollten sich Pflegekräfte zunehmend Evidence Based Nursing (EBN) bedienen. Dies inkludiert „die Nutzung der derzeit besten wissenschaftlich belegten Erfahrungen Dritter im individuellen Arbeitsbündnis zwischen einzigartigen Pflegebedürftigen (…) und professionell Pflegenden." (Behrens 2010, S.25)

Phase 6: Beurteilung der durchgeführten Pflege

Als letzter Schritt findet die Evaluation statt. In ihr wird die durchgeführte Pflege beurteilt. Mittels Soll-Ist-Analyse werden die Wirkungen der Pflegemaßnahmen auf die Pflegeziele, Probleme und Ressourcen bewertet. Die Evaluation findet bei unvorhersehbaren Veränderungen zum Beispiel stetiger Verschlechterung oder zu einem bereits in der Planung festgelegten Zeitpunkt statt. Aus dem Ergebnis folgt gegebenenfalls eine neue Zielfestschreibung und / oder eine Veränderung der Pflegemaßnahmen.

Anhang 2: Stoffsammlung Denkbegriffe

Die Auswahl zeigt einen Überblick in welchem Zusammenhang der Begriff „Denken" im Internet verwendet wird.

Abstraktes, aktives, allgemeines, analoges, analytisches, anarchistisches, anschauliches, archaisches, assoziatives, autistisches, ‚autistisch-undiszipliniertes, autonomes, begriffliches, behavioristisches, beschleunigtes, bildliches, bizarres, deduktives, depressives, dereierendes, dialektisches, dichotomes, didaktisches, digitales, divergentes, diskursives, disziplinierendes, divergierendes, egoistisches, egozentrisches, eingeengtes, empirisches, erfassendes, esoterisches, extrapolierendes, figurales, formal-operatorisches, freies, funktionales, ganzheitliches, gebundenes, gehemmtes, gerichtetes, gestörtes, glossogenes, heuristisches, ideenflüchtiges, illegales, induktives, inkohärentes, interpolierendes, intuitives, instrumentelles, irrationales, juristisches, kausales, kindliches, klares, kompromissloses, konditionales, konfabulierendes, konformistisches, konkret-operatorisches, kontextualisiertes, konvergentes, konvergierendes, konzentriertes, kreatives, kritisches, künstlerisch-schöpferisches, laterales, lautes, leises, logisches, magisches, mathematisches, mechanisches, mehrgleisiges, metaphysisches, metaphorisches, multidimensionale, multiples, mystisch-prälogisches, naives, naturwissenschaftliches, nichtendendes, nichtgegebenes, nichtsprachliches, normales, normatives, numerisch-zahlengebundenes, operatives, östliches, paralogisches, pathologisches, phantasierndes, phantastisches, philosophisches, poretisches, prälogiches, präoperatives, pragmatisches, praktisches, primitives, problemlösendes, produktives, psychoanalytisches, psychologisches, radikales, räumlich-relationales, rationales, rationelles, realitätsorientiertes, rechnerisches, reflexives, relationales, religiöses, reproduktives, richtiges, romantisches, scharfsinniges, schizophrenes, schlussfolgerndes, selbstreflektorisches, schöpferisches, schwarz-weiß, sinnloses, sinnvolles, skeptisches, skurriles, sprachloses, sprachunabhängiges, sprunghaftes, stereotypes, syllogistisches, symbolisches, systemtranszendierendes, theoretisches, transzendentales, umsichtiges, umständliches, unabhängiges, unanschauliches, ungeordnetes, unklares, unterscheidendes, unzusammenhängendes, urteilendes, verarmtes, verbalsprachgebundenes, verknüpfendes, verlangsamtes, versetzendes, vertikales, verwirrtes, vorbegriffliches, voroperatorisches, vorstellendes, wahnhaftes, wertendes, westliches, wildes, wirres, wissenschaftliches, wortloses, zerfahrenes.

Quelle: **Sponsel, Rudolf:** „Denken. Eine wichtige psychologische Grundfunktion. Einführung in die Denkpsychologie aus Sicht der Allgemeinen und Integrativen Psychotherapie."

Copyright & Nutzungsrechte:
Diese Seite darf von jeder/m in nichtkommerziellen Verwertungen frei aber nur original bearbeitet und nicht inhaltlich verändert und nur bei vollständiger Angabe der Zitierungs-Quelle benutzt werden. Das Einbinden in fremde Seiten oder Rahmen, die die Urheberschaft der IP-GIPT nicht jederzeit klar erkennen lassen, ist nicht gestattet.

Internet Publikation für Allgemeine und Integrative Psychotherapie
Internet-Erstausgabe
Diplom-Psychologe Dr. phil. Rudolf Sponsel
Stubenlohstr. 20; D-91052 Erlangen
http://www.sgipt.org/gipt/allpsy/denk/denk0.htm
Geladen am 18.04.2011
Genehmigung zur Verwendung erhalten am 19.04.2011

Literaturverzeichnis

Albers, Albert; Saak, Marcus und Burkardt, Norbert:
"Gezielte Problemlösung bei der Produktentwicklung mit Hilfe der SPALTEN-Methode", Vortragsskript, 47. Internationales Wissenschaftliches Kolloquium: Maschinenbau und Nanotechnik – Hochtechnologie des 21. Jahrhunderts der Technischen Universität Ilmenau, Kretzschmar-Verlag, Ilmenau, 2002

Bamberger, Günter G.:
"Lösungsorientierte Beratung. Praxishandbuch",
Psychologie Verlags Union, Beltz Verlag, Weinheim, 2001

Barrows, Howard S. und Pickell, Garfield C.:
"Developing Clinical Problem-solving Skills: A Guide to More Effective Diagnosis and Treatment",
Norton Medical Books, W. W. Norton and Company, New York, 1991

Behrens, Johann und Langer, Gero:
"Evidence-based Nursing and Caring. Methoden und Ethik der Pflegepraxis und Versorgungsforschung",
Huber-Verlag, Bern, 2010

Beushausen, Ulla:
"Therapeutische Entscheidungsfindung in der Sprachtherapie. Grundlagen und 14 Fallbeispiele" Urban und Fischer Verlag, Elsevier, München, 2009

Böhm, Erwin:
"Psychobiographisches Pflegemodell nach Böhm. Band I: Grundlagen",
Wilhelm Maudrich Verlag, Wien, 2009

Bierhoff, Hans-Werner:
"Sozialpsychologie. Ein Lehrbuch",
W. Kohlhammer GmbH, Stuttgart, 2006

Brehm, Sharon S.; Kassin, Saul M. und Fein, Stephen:
"Social Psychology",
Houghton Mifflin Harcourt Publishing Company, Boston, 2004

Benner, Patricia und Tanner, Christine A.:
"Clinical Judgement: How expert nurses use intuition" In: American Journal of Nursing (AJN), Vol. 81, pp 23-31, Lippincott Williams and Wilkins, Baltimore, 1987

Bransford, John D. und Stein, Barry S.:
"The IDEAL Problem Solver: A Guide to Improving Thinking, Learning and Creativity", W. H. Freeman & Co. Ltd., New York, 1993

Broers, Dieter:
"Gedanken erschaffen Realität. Die Gesetze des Bewusstseins",
Trinity Verlag, Berlin, 2010

Bronfenbrenner, Urie:
"Die Ökologie der menschlichen Entwicklung. Natürliche und geplante Experimente",
Klett Verlag, Stuttgart, 1981

Bronfenbrenner, Urie:
"Ökologische Sozialisationsforschung", In: Ökologische Psychologie, S. 76-79, Enke Verlag, Stuttgart, 1990

Burtchen, Irene:
"Psychologie der Gesundheit",
Ludwig Auer Verlag, Donauwörth, 1985

Burtchen, Prof. Dr. Irene:
"Klinische Psychologie", Studienheft Nr. 058", 1. Auflage 08/2003,
Diploma – Fachhochschule Nordhessen, Bad Sooden-Allendorf, 2003

Burtchen, Prof. Dr. Irene:
"Clinical Reasoning I", Studienheft Nr. 047", 1. Auflage 06/2007,
Diploma – Fachhochschule Nordhessen, Bad Sooden-Allendorf, 2007

Burtchen, Prof. Dr. Irene (2):
"Clinical Reasoning II", Studienheft Nr. 048", 1. Auflage 06/2007,
Diploma – Fachhochschule Nordhessen, Bad Sooden-Allendorf, 2007

Burtchen, Prof. Dr. Irene (3):
"Clinical Reasoning III", Studienheft Nr. 172", 1. Auflage 06/2007,
Diploma – Fachhochschule Nordhessen, Bad Sooden-Allendorf, 2007

Cash, Adam:
"Psychologie für Dummies",
Übersetzung aus dem Amerikanischen von Beate Majetschak
WILEY-VCH Verlag GmbH & Co. KGaA, Weinheim, 2010

De Bono, Edward:
"Lateral Thinking. Creativity Step by Step",
Harper and Row Publishers, New York, 1990

De Bono, Edward:
"Six Frames For Thinking about Information",
Vermilion, Great Britain, 2008

De Bono, Edward:
"Six Thinking Hats",
Little, Brown and Company, New York, 1999

Deutsche Gesellschaft für Qualität e. V., Hrsg.
Leonhard, Karl-Wilhelm; Naumann, Peter und Odin, Andreas:
"DGQ Band 11-04: Managementsysteme – Begriffe.
Ihr Weg zur klaren Kommunikation",
Beuth Verlag, Berlin, 2009

Deutsche Institut für Normung e. V., Hrsg.:
"DIN EN ISO 9000:2005. Qualitätsmanagementsysteme – Grundlagen und Begriffe (ISO 9000:2005)",
Beuth Verlag, Berlin, 2005

Dobelli, Rolf:
"Klarer Denken. Warum Sie Autoritäten gegenüber ruhig respektlos sein sollten" In: Frankfurter Allgemeine Zeitung, Online-Ausgabe FAZ.NET, Feuilleton vom 31.10.2010, Frankfurt 2010

Dobelli, Rolf:
"Klarer Denken. Warum unsere Intuition so oft versagt, wenn wir Risiken abschätzen" In: Frankfurter Allgemeine Zeitung, Online-Ausgabe FAZ.NET, Feuilleton vom 27.02.2011, Frankfurt 2011

Doepner, Anna:
"Wissensmanagement. Das theoretische Modell des Wissensmanagements unter besonderer Berücksichtigung der Erweiterung der organisationalen Wissensbasis" Institut für Betriebspädagogik, RWTH Aaachen, Aachen, 2005

Fabry, Dr. Götz:

"Motivation II – Vom Wünschen zum Handeln", Vorlesungsskript Medizinische Psychologie vom 09.02.2011, Abteilung für Medizinische Psychologie, Universität Freiburg, Freiburg, 2011

Feiler, Maria; Schell, Barbara und Hayes Fleming, Maureen:

"Klinisches Reasoning in der Ergotherapie. Überlegungen und Strategien im therapeutischen Handeln", Springer-Verlag, Berlin, 2003

Fenk, August:

"Positionseffekte und Reihenfolge der Wiedergabe bei optisch und akustisch gebotenen Wortketten",

Institut für Unterrichtstechnologie und Medienpädagogik der Universität Klagenfurt, Klagenfurt, 1978

Fiechter, Verena und Meier, Martha:

"Pflegeplanung. Eine Anleitung für die Praxis",
Recome-Verlag, Fritzlar, 1998

Frankl, Viktor E.:

"Theorie und Therapie der Neurosen",
UTB, Stuttgart, 2007

Frey, Dieter und Greif, Siegfried:

"Sozialpsychologie. Ein Handbuch in Schlüsselbegriffen",
Beltz, Psychologie-Verlags-Union, Weinheim, 1997

Gerrig, Richard J. und Zimbardo, Philip G.:

"Psychologie", Pearson Studium, München, 2008

Gibbels, Diane:
"Die Rollentheorie", Seminarprotokoll vom 27.05.2003 zum Seminar:
„Ist Pädagogik/Sonderpädagogik eine Wissenschaft? – Einführung in die Wissenschaftstheorie, in Forschungsmethoden und in das wissenschaftliche Arbeiten", bei Prof. Dr. Detlef Horster, Fachbereich Erziehungswissenschaften, Universität Hannover, Hannover, 2003

Gigerenzer, Gerd:
"Bauchentscheidungen.
Die Intelligenz des Unbewussten und die Macht der Intuition",
C. Bertelsmann Verlag, München, 2007

Gillespie, Mary und Paterson, Barbara L.:
"Helping Novice Nurses Make Effective Clinical Decisions:
The Situated Clinical Decision-Making Framework" In: Nursing Education Perspectives, Vol. 30, Issue 3, May/June 2009, pp 164-170, National League for Nursing, New York, 2009

Ginsburg, A. David:
"Clinical Reasoning in Patient Care",
Joanne Cotler Books, Harper Collins Publisher, New York, 1980

Greenhalgh, Trisha und Hurwitz, Brian:
"Narrative based medicine: Why study narrative?" In: British Medical Journal (BMJ), Vol. 318, pp 48-50, BMJ Publisher Group Ltd., London, 1999

Grendell, Ruth N. in:
Daniels, Rick, Hrsg.:
"Nursing Fundamentals: Caring and Clinical Decision Making",
Delmar Learning, New York, 2004

Güttler, Peter O.:
"Sozialpsychologie",
Oldenbourg Wissenschaftsverlag GmbH, München, 2003

Hagedorn, Rosemary:
"Clinical Decision making in familiar Cases: A model of the process and implications for practice" In: British Journal of Occupational Therapy (BJOT), Vol. 59, Nr. 5, pp 217-222, College of Occupational Therapy, London, 1996

Haslinda, A. und Sarinah A.:
"A Review of Knowledge Management Models" In: Uluslaraasi Sosyal Arastirmalar Dergesi, The Journal of International Social Research, Vol. 2, Nr. 9, pp 187-198, Fen-Edebiyat Fakultesi, Ordu University, Ordu, 2009

Havener, Thorsten und Spitzbart, Michael:
"Denken Sie nicht an einen blauen Elefanten! Die Nacht der Gedanken",
Weltbild, Augsburg, 2011

Hawkins, Dr. David; Elder, Dr. Linda und Paul, Dr. Richard:
"The Thinker's Guide to Clinical Reasoning",
The Foundation for Critical Thinking , Dillon Beach, 2010

Hebbel, Friedrich:
"Die Nibelungen",
Reclam, Ditzingen, 1986

Heckhausen, Heinz und Gollwitzer, Peter M.:
"Thought Contents and Cognitive Functioning in Motivational versus Volitional States of Mind" In: Motivation and Emotion, Vol. 11, No. 2, pp 101-120, American Psychological Association, Washington, 1987

Heimlich, Andreas:

"Die ökologische Perspektive in der Entwicklungs- und Sozialisationsforschung nach Urie Bronfenbrenner", Klausurvorbereitung zum Kurs „Einführung in die Ökologische Psychologie", Fernuniversität Hagen, Berlin, 1997

Hiemetzberger, Martina; Messner, Irene und Dorfmeister, Michaela:

"Berufsethik und Berufskunde. Ein Lehrbuch für Pflegeberufe",
Facultas Verlags- und Buchhandels AG, Wien, 2010

Higgs, Joy und Jones, Mark A.:

"Clinical Reasoning in the Health Profession",
Butterworth Heinemann, Oxford, 2000

Hoffmann, Aurica und Seither Sandra:

"Organisationales Wissensmanagement", Referat-Handout vom 30.11.2010, Seminar Wissensmanagement WS 2010/2011 bei Daniel Kerpen M.A., Technische Universität Kaiserslautern, Kaiserslautern, 2010

International Council of Nurses (ICN):

"ICN-Ethikkodex für Pflegende", Erhältlich in der deutschen Fassung bei: Deutscher Berufsverband für Pflegeberufe (DBfK), Frankfurt am Main, 1953, 2000, aktuelle Fassung Berlin, 2010

Isfort, Michael und Weidner, Frank:

"Pflegequalität und Pflegeleistung I: Zwischenbericht zur ersten Phase des Projektes Entwicklung und Erprobung eines Modells zur Planung und Darstellung von Pflegequalität und Pflegeleistungen",
Katholischer Krankenhausverband Deutschlands e.V., Freiburg, 2001

Jooß, Heiko:
"Entscheidungsanomalien im Human Resource Management",
Diplomarbeit bei Prof. Bruno Staffelbach, Lehrstuhl für Human Resource Management, Studienrichtung Betriebswirtschaftslehre, Institut für Strategie und Unternehmensökonomik, Universität Zürich, Zürich, 2006

Jungermann, Helmut; Pfister, Hans-Rüdiger und Fischer, Katrin:
"Die Psychologie der Entscheidung. Eine Einführung",
Spektrum Akademischer Verlag, Heidelberg, 2010

Kassirer, Jerome P. und Kopelman, Richard I.:
"Learning Clinical Reasoning",
Lippincott Williams and Wilkins, Baltimore, 1991

Klemme, Beate und Siegmann, Gaby:
"Clinical Reasoning. Therapeutische Denkprozesse lernen",
Georg Thieme Verlag, Stuttgart, 2006

Klemme, Beate und Walkenhorst, Ursula:
"Clinical Reasoning in Theorie und Praxis", Workshop-Reader,
Workshop Nr. 15 am 06.05.2003, Fachbereich Pflege und Gesundheit,
Fachhochschule Bielefeld, Bielefeld, 2003

Kolb, David A:
"Learning styles and disciplinary differences", In: Chickering Arthur W. (Editor): "The modern American College. Responding to the New Realities of Diverse Students and a Changing Society", Jossey Bass, San Francisco, 1981

Kolb, Horst Siegfried:

"V.A.C.®-Wundtherapie. Therapiebeschreibung und Betrachtung unter Aspekten des Multigrade Clinical Reasoning", Ausarbeitung zum Referat bei Dr. Schwarz, Prüfungsleistung im Modul 4: Clinical Reasoning 2, Fachbereich Gesundheit und Soziales, Studiengang Medizinalfachberufe, Diploma – Fachhochschule Nordhessen, Studienzentrum Nürnberg, Nürnberg, 2010

Kolb, Horst Siegfried:

"Denken im pflegerischen Prozess. Optimierung der Pflege durch den Einsatz unterschiedlicher Methoden und Formen des Denkens als Aspekt der Kognition im Clinical Reasoning der Altenpflege", Hausarbeit bei Dr. Jörg Marienhagen, Prüfungsleistung im Modul 8: Gesundheitspolitik, Fachbereich Gesundheit und Soziales, Studiengang Medizinalfachberufe, Diploma – Fachhochschule Nordhessen, Studienzentrum Nürnberg, Nürnberg, 2011

Langmaack, Barbara:

"Einführung in die Themenzentrierte Interaktion TZI. Leben rund ums Dreieck" Beltz Taschenbuch-Verlag, Weinheim, 2001

Leher, DDr. Stephan und Löffler, DDr. Winfried:

"Medizinische Ethik. SS 2002" Folien zum Vorlesungsteil von DDr. Winfried Löffler, Vorlesungsskript, Institut für christliche Philosophie, Universität Innsbruck, Innsbruck, 2002

Marckmann, Prof. Dr. med. Georg und Heinrich, Dr. Vanessa:

"In sieben Schritten zur Problemlösung", In: Ethik im medizinischen Alltag, Ethik und Unterricht 4/2001, S. 16-20, Erhard Friedrich Verlag, Seelze, 2001

Marienhagen, Dr. Jörg:
"Clinical Reasoning I", Vorlesungsskript zum Modul 3 Clinical Reasoning 1, Fachbereich Gesundheit und Soziales, Studiengang Medizinalfachberufe, Diploma – Fachhochschule Nordhessen, Studienzentrum Nürnberg, Nürnberg, 2009

Mattingly, Cheryl und Fleming, Maureen Hayes:
"Clinical Reasoning Forms of Inquiry in a Therapeutic Practice", F. A. Davis Co., Philadelphia, 1994

McAllister, L. und Lincoln, M.:
"Clinical Education in Speech-Language Pathology",
Whurr Publishers, London, 2005

Medizinischer Dienst der Spitzenverbände der Krankenkassen e. V. (MDS), Hrsg.: "Grundsatzstellungnahme Pflegeprozess und Dokumentation. Handlungsempfehlung zur Professionalisierung und Qualitätssicherung in der Pfleger", Essen, 2005

Miller, George Armitage:
"The Magical Number Seven, Plus or Minus Two: Some Limits on Our Capacity for Processing Information" In: The Psychological Review, *Vol. 63, pp. 81-97,* American Psychological Association, Washington, 1956

Miller, Mary A. und Babcock, Dorothy E.:
"Kritisches Denken in der Pflege",
Hans Huber Verlag, Bern, 2000

Neufeld, Viktoria E.:
"Webster's New Dictionary",
Webster's New World,
New York, 1991

Newel, Allen und Simon, Herbert:
"Human Problem Solving",
Prentic Hall, Englewood Cliffs,
New York, 1972

Paul, Richard W.:
"Critical Thinking: What Every Person Needs to Survive in a Rapidly Changing World", Foundation for Critical Thinking, **Dillon Beach,** 1993

Pelz, Prof. Dr. Waldemar:
"Von der Motivation zur Volition", Diskussionspapier, Institut Internationales Management und Marketing, Technische Hochschule Mittelhessen, Campus Gießen, Gießen, NN

Pesut, Daniel J. und Herman, Jo Anne:
"Clinical Reasoning. The Art and Science of Critical and Creative Thinking", Delmar Publishers, Albany, New York, 1999

Pesut, Daniel J.:
"Clinical Reasoning. The Art , Science and Complexity of Thinking", Vortragsskript, Indiana University School of Nursing, Indianapolis, 2007

Pfeifer, Tilo und Schmitt, Robert:
"Handbuch Qualitätsmanagement",
Carl-Hanser-Verlag, München, 2007

Pieper, Annemarie:
"Einführung in die Ethik",
A. Francke Verlag, UTB, Stuttgart, 2007

Pschyrembel Klinisches Wörterbuch,
Walter de Gruyter Verlag,
259. Auflage, Berlin, 2002

Rayman, Sharon M. in:
Daniels, Rick, Hrsg.:
"Nursing Fundamentals: Caring and Clinical Decision Making",
Delmar Learning, New York, 2004

Redding, Donna A.:
"Development of Critical Thinking among Students in Baccalaureat Nursing Education". In: Holistic Nursing Practice, Vol. 15, Issue 4, pp 57 - 64
Lippincott Williams and Wilkons, Philadelphia, 1999

Reinhart, W. H.:
"Vom Symptom zur Therapie: Clinical Reasoning"
In: PRAXIS 2002, Band 91, Jahrgang 91, Heft 46/2002, Seite 1981-1985, Erscheinungsdatum 13.11.2002, Huber-Verlag, Bern, 2002

Rogers, Joan C. und Holm, Margo B.:
"Occupational Therapy Diagnostic Reasoning: A Component of Clinical Reasoning" In: American Journal of Occupational Therapy, Vol. 45, Issue 11, pp 1045-1053, American Journal of Occupational Therapy Association (AOTA), Bethesda, 1991

Rubenfeld, M. Gaie und Scheffer, Barbara K.:
"Critical Thinking in Nursing: An interactive approach",
Lippincott Williams and Wilkons, Philadelphia, 1999

Scheibel, Dr. Gerhard:

"Neue Wege im Zeitmanagement. Zeitmanagement – durch die philosophische Brille gesehen", In: Training, Nr. 2 / März 2002, S. 24-29,
Metacom, Stetten 2002

Schmidt-Hackenberg, Ute:

"Wahrnehmen und Motivieren. Die 10-Minuten-Aktivierung für die Begleitung Hochbetagter",
Vincentz Network, Hannover, 1996

Seel, Norbert M.:

"Psychologie des Lernens",
UTB, Ernst-Reinhardt-Verlag, München, 2000

Siegrist, Johannes:

"Medizinische Soziologie",
Elsevier, München, 2005

Singer, Tania; Seymour, Ben; O'Doherty, John; Kaube, Holger und Dolan, Raymond J.:

"Empathy for Pain Involves the Affective but not Sensory Pain", In: Science Magazine, Vol. 303, No. 5661, pp 1157-1162, American Association for the Advancement of Science (AAAS), New York, 2004

Stanjek, Karl:

"Sozialwissenschaften. Altenpflege konkret",
Urban und Fischer Verlag, Elsevier, München, 2005

Strasser, Josef und Gruber, Hans:

"Learning processes in the professional development of counselors: The role of illness script formation", Research Report No. 21) Lehrstuhl für Lehr-Lern-Forschung (Institute for Education), Dept. Prof. Dr. Hans Gruber, Universität Regensburg, Regensburg, 2006

Tanner, Christine A.:

"Thinking Like a Nurse: A Research-Based Model of Clinical Judgement in Nursing"

In: *Journal of Nursing Education,* Volume 45, Nr. 6, pp 204-211, 2006

Tewes, Uwe und Wilgrube, Klaus:

"Psychologie-Lexikon",

R. Oldenbourg Verlag, München, 1992

Uhl, Achim:

"Allgemeine Qualitätskriterien. Pflegeprozess - Pflegedokumentation",

Vincentz Network, Hannover, 2000

Wiemeyer-Faulde, Dr. Cornelia:

"Ethik", Studienheft Nr. 060", 1. Auflage 07/2003,

Diploma – Fachhochschule Nordhessen, Bad Sooden-Allendorf, 2003

Wilken, Dr. phil. Marianne:

"Wahrnehmung und Aufmerksamkeit. Vorlesung im Sommersemester 2009",

Vorlesungsskript, Rheinisch-Westfälische Technische Hochschule (RWTH) Aachen, Aachen, 2009

World Health Organization, Hrsg.:
Ashworth, P. et al.

"People's Needs for Nursing Care: A European Study", Kopenhagen, 1987